中国医药学术原创精品图书出版工程

数字化技术
在可摘局部义齿
修复中的应用

主 编 吴 江 高 勃

副主编 张春宝 张 燕 谢 诚

编者（按姓氏笔画排序）

于 海 （空军军医大学第三附属医院）　　郑秀丽 （空军军医大学第三附属医院）

刘一帆 （空军军医大学第三附属医院）　　赵 雯 （空军军医大学第三附属医院）

李 恺 （中国人民解放军空军第九八六医院）　赵湘辉 （空军军医大学基础医学院）

吴 江 （空军军医大学第三附属医院）　　高 勃 （空军军医大学第三附属医院）

张 燕 （空军军医大学第三附属医院）　　谢 诚 （空军军医大学第三附属医院）

张春宝 （空军军医大学第三附属医院）

人民卫生出版社

·北 京·

序

生物科技和信息科技将是 21 世纪科技发展的主流方向，必然影响社会发展的方方面面，也必然给多个行业带来巨大影响和变化。数字化口腔技术正是上述两大科技结合的产物，在过去的 30 余年间从无到有，由弱及强，取得了巨大的进步。今天，数字化技术已经在印模制取、修复体设计制作、颌面赝复、牙列畸形矫治、牙体缺损修复、根管治疗、口腔颌面外科重建手术、畸形整复、种植义齿修复等多个领域得到了广泛应用，正在成为口腔医学的主导技术。

口腔修复是数字化技术最早涉入的领域，因而也更为成熟。特别是数字化冠、桥、嵌体的设计制作，目前已得到普及，并成为固定修复的主要方法。全口义齿的数字化设计制作也已在光学印模、义齿设计、颌位关系记录、人工牙排列方面取得显著进展，正在逐步进入临床。可摘局部义齿设计制作的数字化技术研究，在义齿支架设计、制作等方面已有较深入的进展，但是在不同支持组织的印模制取、不同材质义齿部件组合、全程制作技术数字化等方面的研究还不够深入。吴江副教授、高勃教授和他们的团队在过去几年中，在多项国家课题的支持下，一直致力于此领域的探索，研发的以"开窗式个别托盘与模型拟合-拼接法为主体的数字化功能印模"及"增材和减材复合数字化制作"等技术方法，为实现可摘局部义齿修复的全程数字化提供了支撑和帮助。尤其是研究所采用的材料、设备均为国内企业和院校的研究成果，应予以肯定。该书以临床应用为目标，以临床案例为主体，系统展示了该团队在此领域的研究进展，对可摘局部义齿的数字化技术研究有一定的学术参考价值，亦具有一定的临床应用示范作用。

需要指出的是,本书介绍的研究和临床工作仍然是初步的,尚不成熟,在系统性、完整性方面亦有不足,临床资料的质量也有待提高,这些都需要在今后的工作中进一步改善和提高。

期待数字化口腔医学技术有更快的发展。

中国工程院院士

2023 年 6 月

前　言

自 1985 年口腔 CAD/CAM 系统问世以来，口腔修复体的 CAD/CAM 技术发展日新月异。该技术可以实现精准高效地数控切削制作陶瓷、金属、高分子材料口腔固定修复体，使口腔固定修复体的制作由手工制作跨入高科技领域。但是，可摘局部义齿、全口义齿的设计和制作更为复杂，目前的口腔 CAD/CAM 技术尚无法实现全程数字化制作。

为顺应数字化技术迅猛发展的浪潮，在多个国家级、省市级基金项目的支持下，我们从 1998 年开始进行 3D 打印技术制作口腔修复体的探索研究。历经 20 年，终于在 2018 年，在国家重点研发计划重点专项（2018YFB1106902）的支持下，获准了 3D 打印技术（增材制造）复合数控切削技术（减材制造）制作可摘局部义齿和全口义齿的临床示范应用研究。迄今为止，我们已经 3D 打印制作各类口腔修复体逾 1 000 例，其中复杂的钛合金支架全口义齿、可摘局部义齿有 400 余例，形成了我们自己的特色，并以发明专利的形式巩固下来，使可摘局部义齿、全口义齿的数字化精准高效制作得以实现。

本书将分享我们过去的工作成果，抛砖引玉。希望大家有所收获，并多提宝贵意见，帮助我们再版时改进，共同促进中国口腔数字化修复事业的进步，造福广大患者。

感谢陕西省重点研发计划（2020ZDLSF04-06）和空军军医大学第三附属医院新技术新业务项目支持。感谢成都登特牙科技术开发有限公司、西安铂力特增材技术股份有限公司、北京巴登技术有限公司，以及维视医疗信息科技（山东）有限公司对本书撰写的大力支持和帮助。感谢所有为本书提供帮助的医护技人员。此外，特别感谢赵铱民院士在百忙之中审阅本书，并欣然作序。特别感谢潘俊杰先生、孙静女士和杨秦先生在数字化设计方面的鼎力相助！

吴江　高勃

2023 年 6 月 30 日

目 录

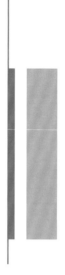

第一章　绪　论

第一节　数字化技术概述

数字化技术（digital technology），是一项与电子计算机相伴相生的科学技术，是指借助一定的设备将各种信息，包括图、文、声、像等，转化为电子计算机能识别的二进制数字"0"和"1"后进行运算、加工、存储、传送、传播和还原的技术，包括数字化设计与数字化制造。

数字化设计，即计算机辅助设计，是集计算、绘图设计、网络通信、信息管理等多领域知识于一体的高新技术，是先进制造技术的重要组成部分。利用计算机强大的计算能力和图文处理功能进行辅助规划、设计和数据管理，极大地提高了效率，避免了传统手工制作的繁琐流程，节省了大量的人力和时间。此外，利用数字化设计系统对所设计物体相关数据进行自动化计算与验算，在提高设计效率的同时，也提高了整体质量。

数字化制造则是一项融合了计算机技术、材料科学、机械工程、网络信息学等多学科知识的综合性技术，是多个学科交叉、融合、发展和应用的结果，也是21世纪制造业发展的必然趋势。数字化制造技术主要包括减材制造（subtractive manufacturing, SM）技术和增材制造（additive manufacturing, AM）技术。其中，减材制造技术即使用机械切削、化学处理、放电加工、激光加工等方式将材料选择性地从一块坯料中移除的技术，又称"计算机数控（computer numerical control, CNC）切削系统"，至今一直在口腔修复体制作领域处于支配性地位。减材制造的优势在于加工精度高、制作的修复体表面光洁度好、加工完成后无需过多的后处理。其缺点在于无法加工镂空等复杂结构修复体、刀具磨耗和浪费材料。增材制造作为一种与减材制造相反的方法，基本原理是将三维模型数据离散成二维数据，以层层堆叠累积材料的方式创建物体（图 1-1-1），通常又称"快速原型（rapid prototyping）"或"3D 打印（3 dimensional printing, 3DP）"。增材制造相较减材制造而言，优点包括：①可加工具有镂空、中空、倒凹等复杂结构的修复体；②节约材料，除了用于支撑结构的材料外，几乎无其他材料损耗；③能同时加工大量修复体。

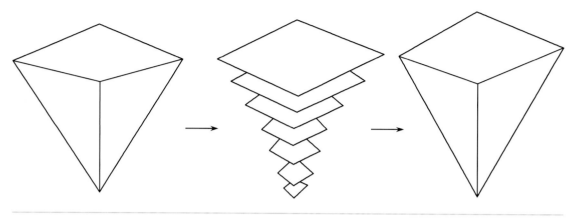

图 1-1-1　3D 打印示意图

（高　勃　吴　江）

第二节　口腔修复数字化技术概述

　　传统的口腔修复体制作技术包括印模制取和石膏模型翻制、修复体的设计与蜡型制作、熔模铸造和装盒填胶等步骤，以手工制作为主，加工工艺繁琐且效率低下，精度不稳定。1985 年，以法国学者 Francois Duret 等为代表的口腔数字化先驱，创新性地将计算机辅助设计与计算机辅助制造（computer-aided design and computer-aided manufacturing，CAD/CAM）技术应用到口腔修复领域，研发出了口腔修复体的 CAD/CAM 系统，开创了口腔修复数字化技术的先河。

　　口腔修复数字化技术（digital technology for prosthodontics）是指以计算机技术为基本手段，以口腔数字化印模获取、口腔修复体数字化设计、口腔修复体数字化制造为主要研究内容，以口腔修复体的快速、精确、高效制作为目的，使口腔修复体的制作由手工制作跨入高科技制作的领域的技术。

　　其中，口腔修复体的数字化印模作为口腔修复 CAD/CAM 流程的重要环节，是指在已有模型实物的条件下，通过三维扫描、数据处理、三维重建、纹理渲染等手段，重新得到该实物的几何模型和特征数据，即对其进行数字化处理。该技术是集计算、绘图设计、网络通信、信息管理等多领域知识于一体的高新技术，是先进制造技术的重要组成部分，也是口腔修复 CAD/CAM 流程中的首要环节。

　　利用计算机强大的计算能力和图文处理功能来辅助口腔医师和技师进行修复规划、修复体设计和数据管理，极大地提高了修复体设计效率，避免了传统手工制作的繁琐流程，节省了大量的人力和时间；利用数字化设计系统对修复设计相关数据进行自动化计算与验算，在提高设计效率的同时，也提高了修复体质量；同时，计算机辅助下的反向计划（backward planning）方法在前牙微笑设计和种植规划方面的应用，有利于多学科交流，也保证了修复结果的可预测性。

口腔修复体的数字化制作作为当前口腔数字化领域的前沿技术之一,在固定冠、桥的修复中,呈现出了智能化、快速化及高精度的特点,可以做到即刻设计和即刻修复,极大地提升了患者的就诊体验,同时降低了医技的工作强度,提高了临床工作效率。但是,CAM作为以切削为主的制作方式,在制作修复体时,应预制备材料胚,然后通过磨具,以"减材"方式完成修复体的制作。虽然精度较高,但是切削后的材料浪费较大,特别是对于一些复杂或者曲度较大的部件,仅通过切削方式很难加工成形。以3D打印技术为代表的先进制造技术为口腔修复体的快速制作提供了新的思路。吴江和高勃团队在国内最早开展了应用该技术制作口腔金属修复体的研究,并在国际上首次完成了钛金属冠和全口义齿钛基托的数字化设计和激光快速制作,并进行了临床应用。在此基础上,研究人员还应用数字化技术完成了可摘局部义齿支架的设计和制作。上述研究为数字化技术制作可摘局部义齿奠定了良好的基础。

第三节　口腔修复数字化技术的常用软、硬件介绍

一、口腔修复数字化技术常用 CAD 软件介绍

目前已有诸多商业化的口腔修复CAD软件可供选择,可设计的修复体几乎涵盖了口腔固定局部义齿、可摘局部义齿、全口义齿、种植手术规划及种植修复体等多种类型。根据软件可设计修复体类型的多少,分为专用CAD软件和通用CAD软件两大类。前者主要用于某一种修复体的设计,例如可摘局部义齿设计软件、全口义齿设计软件、种植导板设计软件,功能较为单一,应用简洁。而通用CAD软件则可设计临床上常见的口腔修复体,如固定局部义齿、可摘局部义齿、种植修复体等,功能更为全面,兼容性更好。

此外,也可根据临床使用特点分为椅旁CAD软件和技工室CAD软件。椅旁CAD软件位于口腔诊室内,主要供口腔医师或其助手使用。医师由口内扫描仪获取数字化工作模型,通过CAD软件直接在数字化模型上设计相应的修复体,并经集成的CAM软件处理后,直接由配套的数控切削设备制作出相应的修复体。由于受口内扫描仪、数控切削设备及可切削材料的限制,椅旁CAD软件只能设计简单的嵌体、贴面、冠、短固定桥、种植基台等修复体。而技工室CAD软件主要配备于口腔技工中心,主要面向口腔专业技师,功能更为强大,可设计各种临床上常见的修复体。

二、口腔修复数字化技术常用硬件介绍

（一）三维扫描测量设备

三维扫描主要指借助三维扫描仪按照预设的扫描间隙和扫描路径等参数对口内相关软、硬组织或其制取的印模、石膏模型表面进行采样,获取其表面离散点的几何坐标数据,将几何形状数字化。三维扫描的方法主要有两种:接触式和非接触式。

1. 接触式扫描测量　通常使用三坐标测量机。当测量机上的机械式探针接触到模型的表面时，由于探针受力变形触发采样开关，通过测量探针在 X、Y 和 Z 轴 3 个方向上的位移，记录该点的三维坐标，逐点移动探针即可获取模型表面轮廓的三维形态数据。三坐标测量机的测量精度很高，但逐点测量速度较慢，且探针不能用于测量柔软、易碎的物体，例如测量硅橡胶阴模。

2. 非接触式扫描测量　是一种利用光、声或电磁等物理方法，来获取物体表面或内部结构的三维坐标信息的技术。其中，光学三维测量是目前口腔修复临床应用的主流技术，是集光、机、电和计算机技术于一体的智能化、可视化的高新技术，主要用于对物体空间外形和结构进行扫描，以得到物体的三维轮廓，获得物体表面点的三维空间坐标。

（二）常用 3D 打印设备

当前口腔修复体制作常用的 3D 打印设备，主要是以下三类：立体光固化成型（stereolithography apparatus，SLA）、选择性激光烧结（selective laser sintering，SLS）、选择性激光熔融（selective laser melting，SLM）。

1. 立体光固化成型（SLA）　SLA 是目前世界上研究最透彻、发展最成熟、应用最广泛的一种增材制造技术。该技术使用紫外线照射液态光敏树脂的表面，被照射区域的树脂发生光聚合反应而固化，形成物体的一个薄层；然后工作台下降一个层厚的距离，在其表面铺上一层新的树脂，随即进行下一层的扫描，如此反复直到整个物品加工完成。SLA 主要用于制作工作模型、种植导板。

2. 选择性激光烧结（SLS）　SLS 是在一个充满惰性气体的工作箱中进行。先将一层很薄的可熔性粉末铺在工作台上，激光器产生的强功率激光束有选择地烧结固体粉末材料；当一层烧结完毕后，工作台下降一层，铺粉，再次烧结，最终得到三维零件。制作的物体需要进行后处理（例如高温烧结、熔浸等），以提高其力学性能和热学性能。SLS 可用于制作修复体蜡型、树脂熔模、金属修复体和导板等。

3. 选择性激光熔融（SLM）　SLM 与 SLS 的主要区别在于 SLM 技术使用的激光器能量密度更高，激光波长和激光光斑比 SLS 激光器小，可直接熔融金属粉末后冷却成形，高效地形成相对密度及精度更高的金属零件。SLM 已被证实能高效地生产相对密度高达 99.9% 的复杂结构金属零件。该技术主要用于各类口腔金属修复体的制作，如钴铬合金冠桥、纯钛与钛合金可摘局部义齿支架等，制作精度可以满足临床需求。

（高 勃　吴 江）

参考文献

1. 刘一帆,郑秀丽,于海,等.数字化印模技术在口腔修复中的应用.实用口腔医学杂志,2016,32（6）：879-885.

2. 刘一帆,郑秀丽,王伟娜,等.数字化设计技术在口腔修复中的应用.实用口腔医学杂志,2017,33（1）：129-133.

3. 刘一帆,郑秀丽,马瑞,等.数字化制造技术在口腔修复中的应用.实用口腔医学杂志,2017,33（2）：277-282.

4. 赵铱民.口腔修复学.8版.北京：人民卫生出版社,2020.

5. ZHANG Y, LI K, YU H, et al. Digital fabrication of removable partial dentures made of titanium alloy and zirconium silicate micro-ceramic using a combination of additive and subtractive manufacturing technologies. Rapid Prototyping J, 2021, 27（1）: 93-98.

第二章　金属 3D 打印技术制作可摘局部义齿的基础研究与临床应用

金属 3D 打印技术制作可摘局部义齿（removable partial denture，RPD）支架可以达到精准形状控制和性能控制（控形控性）的临床双优化目标，是其进行临床应用的前提和基础。因此，本章我们重点对金属 3D 打印技术制作的可摘局部义齿支架的外形精度和性能进行细致检测，并在此基础上，开展金属 3D 打印技术制作可摘局部义齿支架的常规临床应用。

第一节　金属 3D 打印技术制作可摘局部义齿支架的外形质量检测

一、金属 3D 打印技术制作可摘局部义齿支架的外形精度检测

尺寸精度是衡量可摘局部义齿支架质量的重要指标之一，直接关乎支架的临床适合性，是决定义齿能否正常行使功能的重要前提。鉴于可摘局部义齿复杂的结构特点，笔者应用逆向工程软件对 3D 打印可摘局部义齿金属支架尺寸精度进行了检测。

（一）精度检测流程

首先，在 3D 打印制作的可摘局部义齿金属支架组织面和光滑面均匀喷涂一薄层显像剂，使用三维光学扫描仪对支架进行扫描，获取支架的数字化文件。然后，将该数字化文件和原数字化支架文件分别导入 Geomagic Qualify 软件，进行 3D 偏差分析。结果显示，金属 3D 打印技术制作的可摘局部义齿支架的整体 3D 偏差在 ±0.1mm 之间（图 2-1-1）。可以看出，经过后续的打磨抛光等后处理，以 SLM 为代表的金属 3D 打印技术制作可摘局部义齿金属支架可以满足临床要求。

（二）尺寸精度影响因素

影响 SLM 物体尺寸精度的因素是多方面的，其中 SLM 的成形工艺影响较大，主要包括以下四方面：

1. 激光光斑直径　光斑具有一定直径大小。当设计时的尺寸小于光斑直径时，例如金属支架的卡环末端过于尖锐，在成形过程中，激光实际熔化的区域面积将比卡环的截面面积大，从而导致最终成形的卡环尖尺寸也偏大。义齿支架卡环末端进行圆钝处理（图 2-1-2A），可避免形成尖锐末端，有利于提高加工精度。

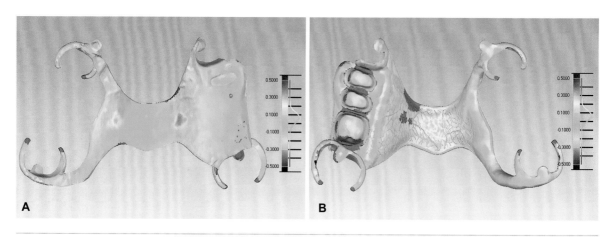

图 2-1-1　SLM 制作的可摘局部义齿钛合金支架 3D 偏差图
A. 组织面观；B. 咬合面观

2. 激光功率和扫描速度　当扫描速度或激光功率的任何一个参数恒定时，则另一个参数越大，光斑直径将越大，加工尺寸误差也越大，反之亦然。

3. 铺粉层厚和搭接率　铺粉层厚增加时，为了熔化更多的粉末，激光功率需要相应增大，从而导致支架加工精度下降。当使用光栅扫描填充的扫描策略，并且光斑直径恒定时，若搭接率越大，则义齿支架的轮廓精度将越高。

4. 粉末粒径　当金属粉末的粒径变大时，铺粉的最小层厚将随之变大，最终的义齿支架加工尺寸精度也将降低。而选择合适粒径的金属粉末加工完成的义齿支架表面光亮（图 2-1-2B），粗糙度低，仅需要进行少量打磨抛光，即可满足临床使用要求，避免后处理对加工精度的进一步降低。

除了工艺参数的影响外，可摘局部义齿支架的几何结构对最终加工精度也有很大影响。例如卡环、𬌗支托、连接体等悬垂结构的存在，很容易使该处发生变形，使其加工精度达不到要求，甚至导致成形失败。解决办法主要为在该处添加支撑结构以防止下陷（图 2-1-2B），成形后再通过打磨去除该支撑。但是后期的打磨抛光势必会对加工精度产生影响，卡环、𬌗支托、腭板大连接体等处去除支撑后三维偏差较大（见图 2-1-1B）。此外，在曲率较大的地方，例如腭板大连接体或缺牙区等处，成形过程中容易产生"台阶效应"，导致加工精度降低（见图 2-1-1A），需要通过调整义齿支架成形方向及层厚来减小误差。

综上所述，目前金属 3D 打印加工的可摘局部义齿支架总体加工精度很高，可以满足临床需求。为进一步提高加工精度，可在可摘局部义齿支架的悬垂处设置合理的支撑结构，确保其满足临床使用要求。

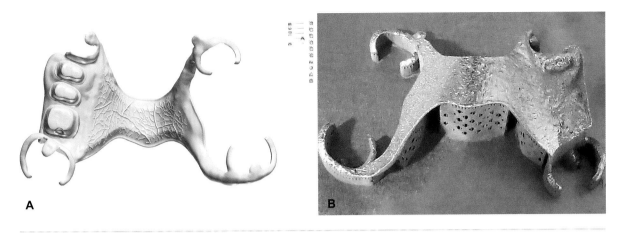

图 2-1-2 可摘局部义齿支架
A. 卡环末端圆钝处理；B. 义齿支架表面光亮，添加支撑结构防止下陷

二、金属 3D 打印技术制作可摘局部义齿支架的适合性检测

可摘局部义齿金属支架的适合性是临床评价该修复体质量及临床效果的重要指标，它能较好地反映该修复体制作的精密程度。此外，良好的适合性也可避免不良机械力学和生物因素对患者的健康产生影响。

（一）支架适合性的检测方法

目前，国际上关于可摘局部义齿支架的适合性检测没有统一的标准，检测方法也千差万别。绝大多数学者通过检测支架组织面与石膏模型相应表面之间的距离来评价支架适合性。这些方法存在诸多缺点，例如破坏原始模型或支架，只能观察少量几个点，且标志点的选择不具代表性和通用性，无法全面量化等。笔者通过应用"复模法"和三维光学测量法，对可摘局部义齿支架的整体适合性进行评价。该方法能直观、全面地描述支架的适合性。北京大学口腔医学院周永胜教授团队也通过类似方法评价了可摘局部义齿支架的口内、外适合性，进一步验证了该方法的有效性，具体操作如下：

首先，在支架的组织面上均匀涂布少量液体石蜡，用气枪轻吹使其均匀分布（图 2-1-3A）；将可扫描的硅橡胶轻体注射到石膏模型上的相应位置，再将支架复位于石膏模型上，加载 30N 压力直至轻体完全凝固；用手术刀片仔细去除多余的轻体材料，取下可摘局部义齿支架，使硅橡胶轻体薄膜完全黏附于石膏模型上（图 2-1-3B）。

然后，将上述石膏模型放入仓式扫描仪中扫描，获取其数字化模型；在软件中与原数字化石膏模型进行配准，对大连接体部分进行 3D 偏差分析。从 3D 偏差图可以看出，腭板大连接体的绝大部分区域为从黄色向橙色渐变，其 3D 总体偏差为（0.222±0.070）mm（图 2-1-4）。

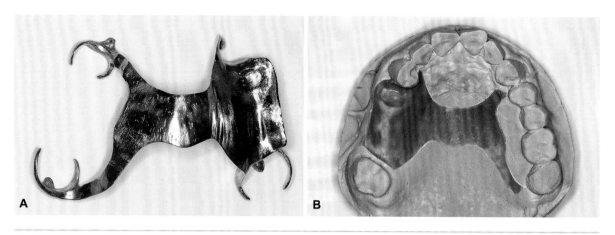

图 2-1-3　可摘局部义齿支架及模型
A.处理后的可摘局部义齿支架;B.模型及轻体薄膜

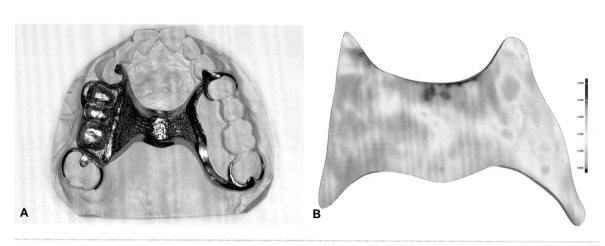

图 2-1-4　可摘局部义齿支架及 3D 偏差图
A.可摘局部义齿支架在模型上就位良好;B.腭板大连接体处的 3D 偏差图

　　同时,笔者也应用常规技术(支架蜡型 + 包埋铸造)制作了纯钛可摘局部义齿支架作为对照组,并应用该方法测量了适合性,其 3D 总体偏差为(0.269±0.068)mm。结果显示,金属 3D 打印和传统铸造两组之间无统计学差异($P<0.05$)。

　　(二)金属 3D 打印技术制作可摘局部义齿支架的适合性影响因素

　　可摘局部义齿支架是否具有良好的适合性,对其使用寿命的影响至关重要。因为良好的适合性能减少菌斑的堆积,同时也能让患者更方便地摘戴,避免不良的机械力学和生物因素对患者的健康产生影响。目前,国际上关于 RPD 支架的适合性没有统一的标准。采用“复模法”和三维光学测量法可以较为直观地获取可摘局部义齿支架的整体适合性,且不损坏模型和支架。因此,该方法也可作为可摘局部义齿支架适合性的新型检测方法进行推广。

造成金属 3D 打印技术制作可摘局部义齿支架组织面与石膏模型存在间隙的原因是多方面的，其中主要原因是金属 3D 打印设备的加工精度和组织面的打磨抛光。具体包括金属 3D 打印设备的激光功率、扫描速度、切片层厚、粉末粒径等参数，对修复体的加工精度均有影响。除此之外，CAD/CAM 流程及数据的分析比较，模型扫描，CAD 及数据拟合对齐等也对适合性有影响。

总体而言，金属 3D 打印技术制作的钛合金可摘局部义齿支架组织面适合性可以满足临床要求。

（刘一帆　郑秀丽）

第二节　金属 3D 打印技术制作可摘局部义齿支架的内部质量检测

一、金属 3D 打印技术制作可摘局部义齿支架的质量检测

在传统的金属修复体铸造过程中，修复体的内部容易产生气孔、缩孔和砂眼等缺陷，而这些缺陷对修复体的使用寿命有很大的影响。为了有效检测选择性激光熔融（selective laser melting，SLM）技术制作的可摘局部义齿钛合金支架的内部质量，我们使用了 X 线无损检测技术对所有可摘局部义齿支架的内部进行检测，并与传统铸造纯钛可摘局部义齿支架进行对比。

（一）金属支架无损检测方法

金属支架的缺陷主要包括内部缺陷和外部缺陷。外部缺陷通过外部观察便可检测评价，而内部缺陷则常需要借助一定的检测手段才能进行评价。目前常见的无损检测方法主要包括声发射检测、射线检测、超声检测等。其中，X 线无损检测是口腔医师最为熟悉的修复体无损探伤检测技术。相比其他技术，该检测方法具有检测结果直观，检测设备较普及，容易对缺陷定量、定位、定性等优点。

将金属 3D 打印和传统包埋铸造法制作的纯钛可摘局部义齿支架，分别置于 X 线机的检查台上，使用 X 线机进行拍摄，分别观察 X 线片上的可摘局部义齿支架的内部是否有缺陷（图 2-2-1）。

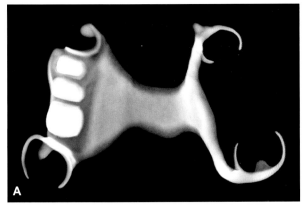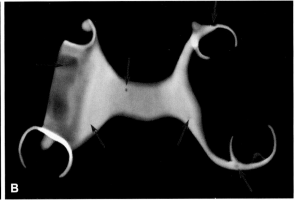

图 2-2-1　可摘局部义齿支架的 X 线片
A. SLM 可摘局部义齿支架；B. 铸造纯钛可摘局部义齿支架（红色箭头示多个直径不等的气孔）

（二）X 线无损检测结果评价

从图 2-2-1 中可以看出，铸造纯钛可摘局部义齿支架在卡环、大连接体等处存在多个肉眼可见的直径不等的气孔；而 SLM 制作的可摘局部义齿钛合金支架内部影像很均匀，内部不存在气孔、缩孔、砂眼等缺陷。国外学者 Elamin 对 77 个铸造可摘局部义齿支架进行 X 线无损检测，发现有 47 个铸件在卡环、大连接体等处存在内部缺陷。Sunder Dharma 等对 90 个铸造钴铬合金可摘局部义齿进行 X 线无损检测，发现不同支架部件存在缺陷的比例不同，卡环、殆支托和小连接体处存在缺陷的比例分别为 40%、24.18%、21.07%，与本研究的结果相似。

（三）铸造支架产生内部缺陷的原因分析

临床上经常可以看到，可摘局部义齿在使用一段时间后，出现卡环、连接体折断的现象，除了材料应力疲劳外，主要原因在于铸造时存在内部气孔、缩孔和砂眼等缺陷。气孔多由于包埋材料透气性差、铸造时模腔内有残存的气体所致；缩孔多见于支架的最厚处、转角处、铸件和铸道的连接处，多系合金收缩未得到充分的补偿，导致合金凝固后由于体积收缩而在支架内部留下孔穴；砂眼是砂粒在支架内部造成的孔穴，常见于铸型腔脱砂、异物进入铸型腔等。在合适参数设置下，由于 SLM 技术层层堆叠累积的工作原理，所以其内部孔隙率很低，致密性良好，不存在气孔、缩孔、砂眼等缺陷。

由此可见，金属 3D 打印可摘局部义齿支架的加工精度更高，适合性更优，加工质量更稳定，相比传统铸造法更具前景。

二、金属 3D 打印技术制作可摘局部义齿支架的机械性能检测

金属 3D 打印技术制作可摘局部义齿支架是否具有优异的机械性能，是其后期开展临床应用的基础和关键。为此，笔者团队进一步对金属 3D 打印技术制作可摘局部义齿支架的机械性能进行了检测。

（一）测试过程和结果

首先，应用金属 3D 打印技术制成符合国家标准的纯钛试样，在 AGS 万能材料试验机上，按照《金属材料　室温拉伸试验方法》（GB/T 228-2002）进行，测试出试样的抗拉强度（R_m）、屈服强度（R_{eH}、R_{eL}）和延伸率（e）。

金属 3D 打印试样的机械性能测试结果：抗拉强度和屈服强度分别为 475MPa 和 383MPa，延伸率为 27%。国家标准《外科植入物用钛及钛合金加工材》（GB/T 13810-1997）中 TA1 的抗拉强度和屈服强度分别为 370MPa、250MPa，TA2 的抗拉强度和屈服强度分别为 440MPa、320MPa，二者延伸率分别为 20% 和 18%。扫描电镜检查断口形态，可以看到断面为大小不一的韧窝状，表现出较高的塑性（图 2-2-2）。

（二）结果分析

金属 3D 打印纯钛试样的抗拉强度和屈服强度均高于《外科植入物用钛及钛合金加工材》（GB/T 13810-1997）中 TA2 纯钛板材的标准（440MPa 和 320 MPa），特别是延伸率达到 27%，远高于

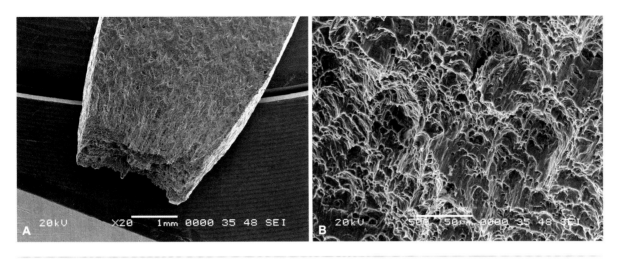

图 2-2-2　试样拉伸断口扫描电镜
A. 放大 20 倍；B. 放大 500 倍

医用 TA2 延伸率标准中 18% 的规定。这反映了材料对力的作用的承受能力，而延伸率则反映了材料塑性形变的能力。原因与金属 3D 打印过程对试样微观组织结构的影响有关。因为聚焦的激光束作为熔化材料的高能热源，在局部形成熔池，范围很小，只有几个平方毫米，并且伴随着保护气体的强制冷却。凝固区域的冷却速度很快，是一个从快速加热到快速凝固的过程，α 和 β 相相互交织成网篮状组织，为典型的快速凝固条件下钛的组织形貌。这种微观细密网篮状组织，能够保证良好的机械性能，且结果也高于国家标准，能满足可摘局部义齿的临床要求。

三、金属 3D 打印技术制作可摘局部义齿卡环的疲劳抗性检测

卡环是可摘局部义齿的重要组成部分。在义齿多次摘戴的过程中，卡环臂反复形变进出基牙的倒凹区，义齿使用一段时间后会发生固位力下降的现象，甚至出现卡环折断，多由卡环的循环疲劳所致。因此，笔者对金属 3D 打印制作的纯钛卡环在 0.25mm 与 0.50mm 位移条件下的抗疲劳性进行了检测，以便为后期临床应用提供相关研究基础。

（一）检测方法和流程

运用 CAD 软件设计总长 10mm，尖端 0.8mm×1.4mm，体部 1.3mm×2.6mm，横截面为半圆形的卡环试样的数字化文件。应用金属 3D 打印技术制作 10 个纯钛卡环试样作为试验组，对照组为应用传统蜡型 + 包埋铸造完成的相同规格的 10 个纯钛试样。测试之前，所有试样均要经过 X 线检查，排除有缺陷的试样。

采用位移控制弯曲疲劳测试法，在距卡环尖端 10mm 处，将卡环固定在夹具上，加载载荷的支点位于距卡环尖端 5mm 处。使用疲劳试验机于卡环尖端处加载载荷，加载方向由卡环的组织面向磨光面侧弯曲，以模拟卡环摘戴时的反复形变（图 2-2-3）。从两种不同加工方式组中各随机选取 5 个试样，设置加载位移为 0.25mm，加载频率为 20 Hz，直至试样断裂。

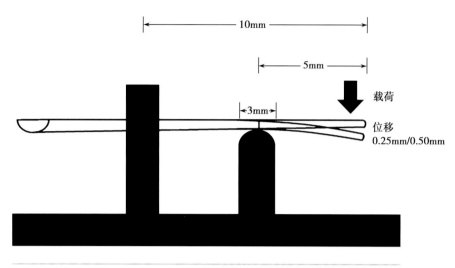

图 2-2-3   位移控制弯曲疲劳测试原理

（二）测试结果及分析

两组试样的初始载荷与疲劳失效循环次数无统计学意义（$P=0.562$，$P=0.567$）；两组试样的断裂循环次数之间的差异有统计学意义（$P<0.05$），试验组明显大于对照组（表 2-2-1）。

表 2-2-1   金属 3D 打印组与铸造组的循环次数比较（0.25mm 位移）

分组	测试结果		
	初始载荷/N	疲劳失效循环次数/次	断裂循环次数/次
试验组 （金属 3D 打印）	14.78±2.13	26 647±4 468	89 687±11 956
对照组 （铸造）	15.76±2.93	28 106±3 104	54 271±9 569

卡环的固位力由卡环臂与基牙间的静摩擦力提供。根据摩擦力公式 F_{max}（最大静摩擦力）= N（正压力）×f（摩擦系数）。Mori 等学者在研究纯钛材料的活动义齿应用时认为，口腔唾液环境下纯钛卡环与牙釉质之间的摩擦系数约为 0.2，再将本研究中的初始载荷代入 N（正压力），可估算出：在 0.25mm 位移时，试验组可产生平均约 2.96N 的固位力，铸造组可产生平均约 3.15N 的固位力；在 0.50mm 位移时，试验组可产生平均约 5.12N 的固位力，铸造组可产生平均约 5.33N 的固位力。在位移相同的情况下，试验组与对照组所产生的固位力之间无统计学差异。由此可认为，金属 3D 打印纯钛卡环提供固位力的能力与传统铸造卡环相当，能满足临床需求。

当载荷位移为 0.25mm 时，两种加工方式制作完成的纯钛卡环的疲劳失效循环次数均超过 10 000 次，且组间无显著差异，属于高周疲劳。按照患者每日摘戴义齿 4 次来估算，可认为每 1 440 次循环为 1 年的使用量。依此估算，金属 3D 打印组的使用寿命约 18.4 年，可完全满足临床要求。

（吴 江 于 海）

第三节 临床病例：金属 3D 打印技术制作可摘局部义齿修复牙列缺损

患者，男性，48 岁，因口内多颗牙缺失数月，前来就诊。

1. 主诉 上颌多颗牙齿缺失数月，要求修复。

2. 基本病史 患者数月前上颌多颗牙齿因残根、龋坏等因素拔除，1 个月前行牙周洁治术。患者否认心血管疾病、传染病等系统疾病史和药物过敏史，无吸烟史，平素体健。

3. 口内及口外检查

（1）口内检查：口腔卫生状况良好，牙龈轻度萎缩，色素（＋），11、16、17、25—27 缺失，12 牙冠较小，缺牙间隙尚可（图 2-3-1）。

（2）口外检查：患者面型对称，开口度和开口型正常，双侧颞下颌关节行开、闭口运动时无异常动度和弹响。其余口颌系统检查未见明显异常。

4. 辅助检查 无。

5. 临床诊断 牙列缺损。

6. 治疗计划 经医患双方沟通，患者要求上颌前牙采用固定桥修复，上颌后牙缺失因个人原因暂不行种植义齿修复，采用可摘局部义齿修复，故治疗计划分两步进行。

（1）13—21 行固定桥修复。

（2）16、17、25—27 行可摘局部义齿修复。

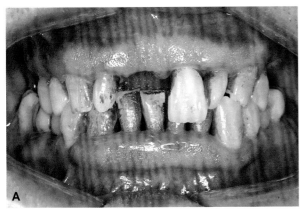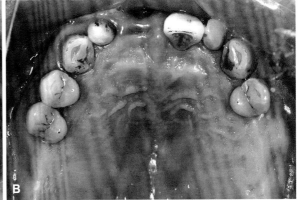

图 2-3-1 初诊检查口内照
A. 牙尖交错𬌗正面观；B. 上颌𬌗面观

7. 临床操作

（1）基牙预备和固定桥修复：牙体预备前，首先进行比色，然后按照全瓷冠桥预备流程，在局麻下，对13、12和21进行标准基牙预备（图2-3-2A），排龈精修后，硅橡胶两步法制取印模，暂时冠桥临时修复。技工室完成全瓷冠桥的制作，医师在1周后完成13—21全瓷固定桥修复（图2-3-2B）。在此基础上，在14远中、15近中预备联合𬌗支托凹，23预备舌隆突支托凹，24预备近中𬌗支托凹，同时完成邻面板的预备。应用个别托盘制取上颌印模，灌制超硬石膏模型。

（2）CAD/CAM：使用仓式扫描设备扫描上、下颌石膏模型，完成数字化模型的构建（图2-3-3A）。调整就位道方向，将STL格式数字化模型导入可摘局部义齿设计软件，完成数字化支架的设计（图2-3-3B）。使用SLM技术直接制作钛合金可摘局部义齿支架（图2-3-3C）。去除支撑后，将其复位于石膏模型上，支架就位顺利（图2-3-4）。

（3）口内试戴和戴牙：对SLM制作的可摘局部义齿支架进行打磨抛光，以及口内试戴，可以看出支架在口内就位顺利，各部件与口内软、硬组织贴合，无翘动（图2-3-5）。在此基础上调整咬合，确定并转移颌位关系，进而完成可摘局部义齿的制作，并顺利戴牙（图2-3-6）。

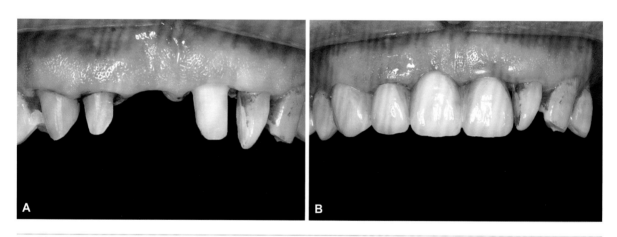

图2-3-2　13—21固定桥修复
A.基牙预备；B.固定桥修复

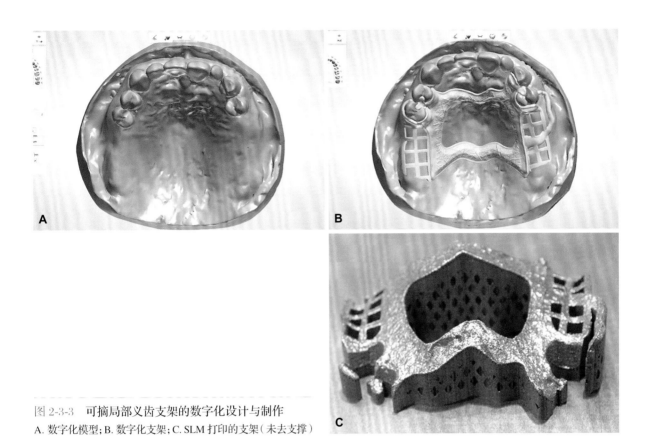

图 2-3-3　可摘局部义齿支架的数字化设计与制作
A. 数字化模型；B. 数字化支架；C. SLM 打印的支架（未去支撑）

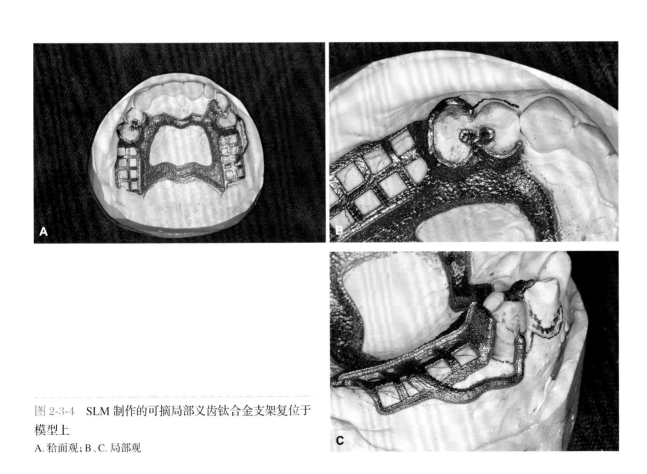

图 2-3-4　SLM 制作的可摘局部义齿钛合金支架复位于
模型上
A. 𬌗面观；B、C. 局部观

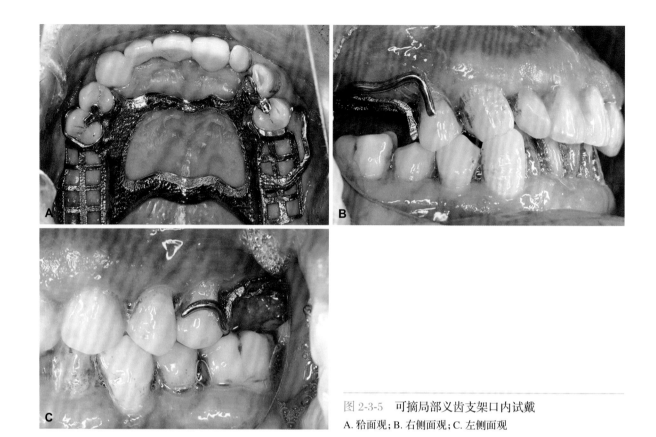

图 2-3-5　可摘局部义齿支架口内试戴

A. 𬌗面观；B. 右侧面观；C. 左侧面观

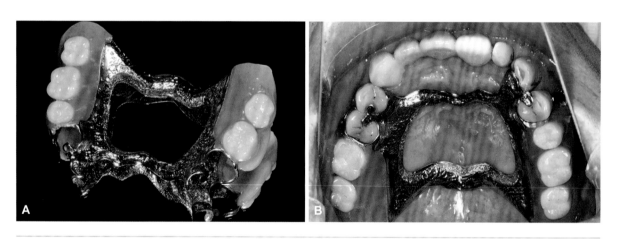

图 2-3-6　制作完成的可摘局部义齿

A. 口外观；B. 戴牙后口内𬌗面观

8. 讨论　可摘局部义齿作为牙列缺损修复最常用的方式之一,因其价格适中、适应证广,目前仍广泛应用于临床。其中,金属支架可摘局部义齿较传统全树脂基托可摘局部义齿具有舒适度佳、强度高的优点。但是,当前金属支架可摘局部义齿的制作流程较为复杂,需要经过耐火模型翻制、制作蜡型、包埋铸造等一系列过程,耗时较多且浪费大量材料。特别是对于钛合金支架,由于钛材料具有较高的熔点与极强的氧化特点,铸造后容易出现缩孔、缩穴等缺陷。此外,鉴于技工熟练程度不同等原因,也可导致可摘局部义齿支架的质量波动。这些都会影响可摘局部义齿的整体质量和使用寿命。因此,有必要对可摘局部义齿金属支架的设计和制作方式进行革新与提升。

2006 年国外学者首次应用 3D 打印技术(SLM)制作了钴铬合金可摘局部义齿支架。高勃和吴江团队也于同年应用 3D 打印技术完成了国内外首个全口义齿纯钛基托,并在后期进行了临床应用。鉴于 3D 打印技术可以直接加工出质量优异的金属零件,有效避免传统失蜡铸造技术带来的铸造缺陷;同时,其"加法制造"特点可节省大量原材料和时间,且不受加工部件复杂外形和结构的影响,特别适合口腔医学中可摘局部义齿支架的制作。因此,在本病例中,技工中心结合专用 CAD 软件,快速完成了可摘局部义齿支架的数字化设计,并且引入金属 3D 打印领域中的 SLM 技术,直接完成了可摘局部义齿钛合金支架的制作,省去了耐火模型翻制、蜡型制作、包埋和失蜡铸造过程,极大地提高了临床加工效率。从图 2-2-4 和图 2-2-5 中可以看出,SLM 技术制作的可摘局部义齿支架,表面无明显氧化层,斑点状结构为粉末在高功率激光照射下熔融后再凝固的情况。在去除相应支撑后,SLM 技术制作的钛合金可摘局部义齿支架精准就位于石膏工作模型上,各部件与相对应的石膏模型部位贴合紧密。支架常规抛光后的口内试戴情况,也充分说明了 SLM 技术制作可摘局部义齿支架具有高精度的特点。目前,在国家级、省部级项目的支持下,空军军医大学口腔医院口腔修复科已完成 SLM 制作可摘局部义齿支架临床应用数千余例,取得了良好的临床应用效果,值得大力推广。

(吴 江　谢 诚)

参考文献

1. GAO B, WU J, ZHAO X H, et al. Fabricating titanium denture base plate by laser rapid forming. Rapid Prototyping J, 2009, 15(2): 133-136.

2. WU J, GAO B, TAN H, et al. A feasibility study on laser rapid forming of a complete titanium denture base plate. Lasers Med Sci, 2010, 25(3): 309-315.

3. WILLIAMS R J, BIBB R, EGGBEER D, et al. Use of CAD/CAM technology to fabricate a removable partial denture framework. J Prosthet Dent, 2006, 96(2): 96-99.

4. CECCONI B T, KOEPPEN R G, PHOENIX R D, et al. Casting titanium partial denture frameworks: a radiographic evaluation. J Prosthet Dent, 2002, 87(3): 277-280.

5. BALTAG I, WATANABE K, MIYAKAWA O. Internal porosity of cast titanium removable partial dentures：influence of sprue direction and diameter on porosity in simplified circumferential clasps. Dent Mater, 2005, 21（6）: 530-537.

6. 尹祯敏, 王子轩, 陈俊锴, 等. 可摘局部义齿适合性方法的评价. 北京大学学报（医学版）, 2021, 53（2）: 406-412.

7. 朱娟芳, 高勃, 王忠义, 等. 用于牙科植入体的激光快速成形纯钛性能研究. 中国激光, 2007, 34（4）: 588-592.

第三章　数字化技术在可摘局部义齿
设计中的创新与应用

第一节　数字化技术在可摘局部义齿支架中的创新设计与临床应用

可摘局部义齿的传统加工制造以手工制作为主,工艺流程长,技术敏感性高。操作者的经验与技术直接决定了成品质量。虽然固定局部义齿数字化制作已广泛应用于临床,但是可摘局部义齿的数字化制作还处于起步阶段。其中,应用选择性激光熔融(selective laser melting,SLM)制作钴铬或钛合金可摘局部义齿支架的技术已经较为成熟,可以实现支架的数字化设计与加工,一定程度上简化了工艺,降低了技术敏感性,但是义齿基托与人工牙仍然依赖手工制作。为了解决此问题,本节介绍了一种可以实现可摘局部义齿全流程数字化设计与加工的支架创新设计,以期最大程度上减少手工制作,降低义齿制作的技术敏感性。

一、数字化技术在可摘局部义齿支架中的创新设计

新型设计方法的具体思路为:在支架上引入基台(类似进行过牙体预备的基牙结构),将SLM技术制作的金属支架与数控切削技术制作的人工牙有机结合起来,实现修复体的全流程数字化设计,同步自动化加工制作。

(一)新型可摘局部义齿支架的数字化设计

使用仓式扫描仪扫描牙列缺损石膏模型后,进行数字化重建。将数字化模型导入可摘局部义齿设计软件,进行数字化设计,并将传统义齿设计中的网状连接体结构改为金属基板(图3-1-1)。随后导入预成的前磨牙与磨牙基台结构数字化文件,将基台结构置于缺牙区金属基板处。调整基台结构的形态,参考对颌牙列,使得𬌗面与邻面预留出至少2mm修复间隙,且𬌗龈距离保持在4mm以上(图3-1-2)。经过数据处理,完成新型可摘局部义齿支架的数字化设计。

(二)牙冠的数字化设计

将新型可摘局部义齿数字化支架与上颌模型一同导入冠桥设计软件,将基台结构视为已完成牙体预备的基牙,通过就位道确定、肩台划分、牙冠外形雕刻、咬合调整等步骤,得到与支架基台结构相匹配的数字化联冠(图3-1-3)。

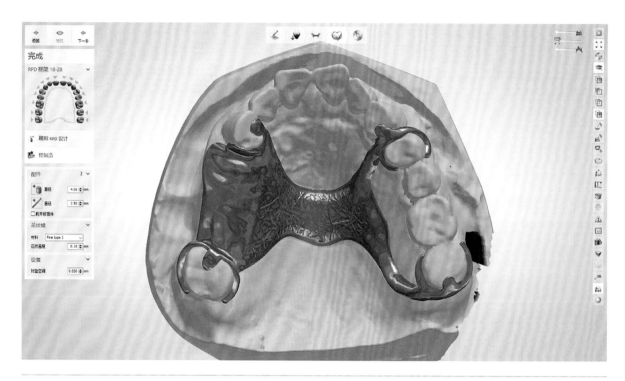

图 3-1-1 可摘局部义齿新型支架的 CAD

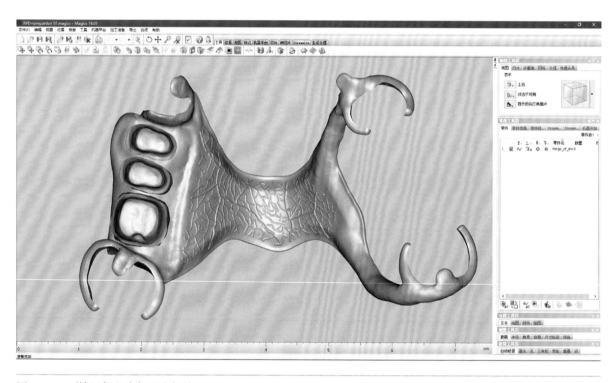

图 3-1-2 可摘局部义齿新型支架的 CAD

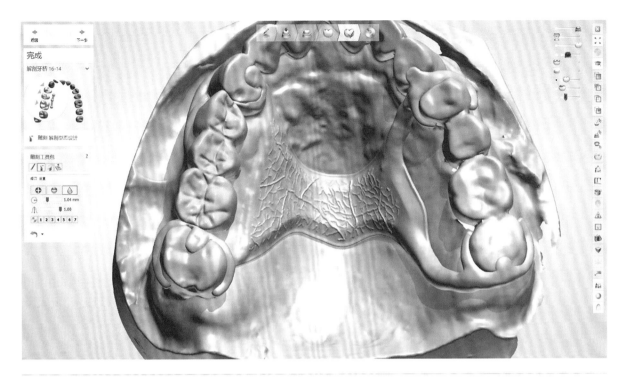

图 3-1-3　氧化锆/树脂冠的 CAD

（三）新型可摘局部义齿的制作

　　将带有基台结构的支架 STL 数据文件导入金属 3D 打印机,制作新型钛合金可摘局部义齿支架,去支撑后常规打磨抛光(图 3-1-4);采用牙科数控切削系统制作树脂冠(图 3-1-5)。应用树脂类粘接剂将冠与支架进行粘接,完成新型可摘局部义齿的制作(图 3-1-6)。

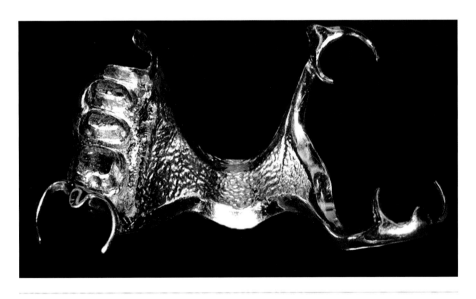

图 3-1-4　3D 打印制作新型钛合金可摘局部义齿支架

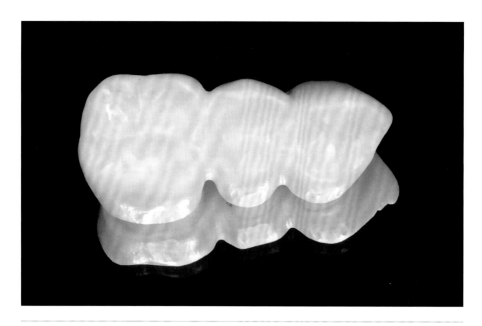

图 3-1-5　数控切削树脂牙冠

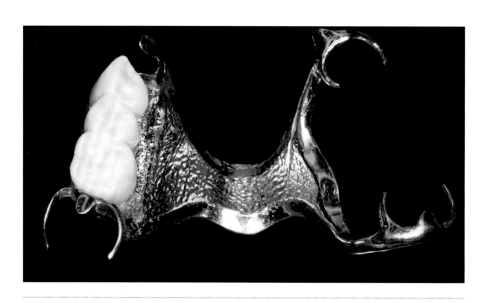

图 3-1-6　粘接完成新型可摘局部义齿

二、临床病例：Kennedy Ⅲ类牙列缺损患者的可摘局部义齿全流程数字化制作

患者，女性，60 岁，因左侧下颌后牙缺失多年就诊，要求修复。

1. 主诉　左侧下颌后牙缺失多年，要求修复。

2. 基本病史　左侧下颌后牙缺失多年。患者自述有高血压病、心脏病病史；否认传染病等其他系统疾病史和药物过敏史；无吸烟史。

3. 口内及口外检查

（1）口内检查：35、36 缺失，缺牙区牙槽嵴丰满，牙槽黏膜厚度尚可，缺隙处邻牙无倾斜扭转，对颌牙轻微伸长，颌间距离尚可。口腔卫生状况良好，牙石（−），色素（−）。其余检查未见明显异常（图 3-1-7）。

（2）口外检查：面型对称，开口度正常，开、闭口过程中颞下颌关节无明显弹响。

4. 辅助检查　无。

5. 临床诊断　35、36 缺失。

6. 治疗计划　因患者身体状况不适合行种植义齿修复，且缺牙间隙过大不适合行固定桥修复，故行可摘局部义齿修复 35、36。

7. 临床操作

（1）37 近中预备𬌗支托凹，33、34 之间和 43、44 之间预备间隙卡沟，常规制备导平面。采用藻酸盐印模材料制取印模，翻制超硬石膏模型。

（2）CAD/CAM：使用仓式扫描仪扫描超硬石膏模型及牙尖交错位关系，构建数字化牙列模型（图 3-1-8）。

完成新型可摘局部义齿支架的数字化设计（图 3-1-9）。将添加了基台结构的支架文件复位于数字化模型上，完成牙冠的数字化设计（图 3-1-10）。

分别应用 SLM 技术和数控切削技术制作钛合金可摘局部义齿支架（图 3-1-11A）和树脂联冠（图 3-1-11B）。常规打磨抛光处理后，可摘局部义齿支架于模型上就位顺利（图 3-1-11C）。应用树脂类粘接剂将树脂联冠与支架进行粘固，完成新型可摘局部义齿的制作。

（3）口内试戴和戴牙：将义齿在患者口内完成试戴，调𬌗后抛光，常规医嘱（图 3-1-12）。义齿在口内就位顺利，稳定性良好，固位力良好，在𬌗支托与间隙卡处未查见明显间隙。采用压力指示糊剂未发现明显压迫点（图 3-1-13）。患者自觉新型可摘局部义齿配戴舒适，异物感小。

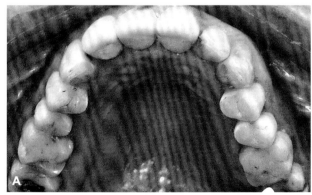
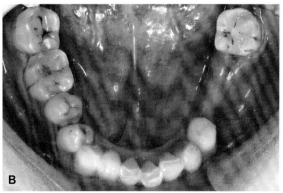

图 3-1-7　初诊检查口内照

A. 上颌𬌗面观；B. 下颌𬌗面观

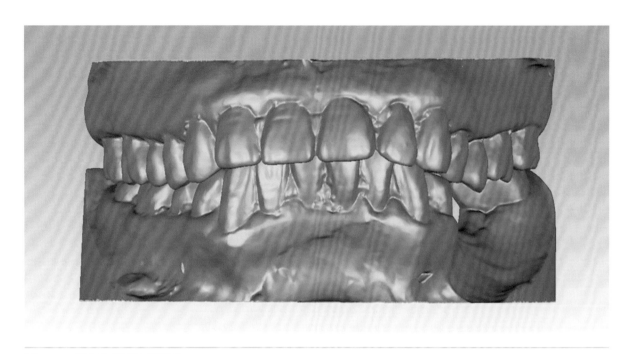

图 3-1-8　数字化牙列缺损模型

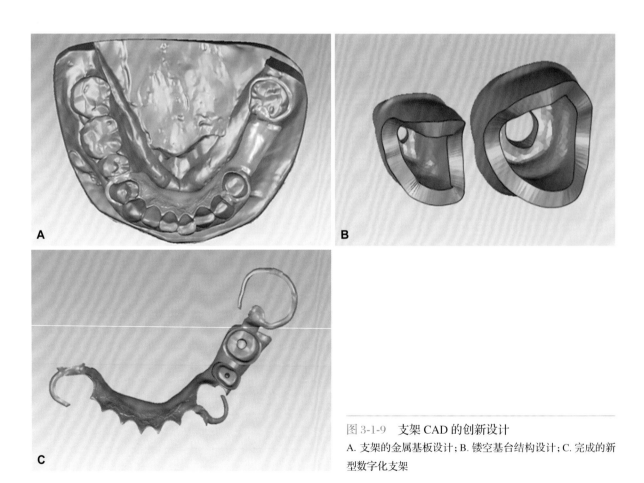

图 3-1-9　支架 CAD 的创新设计
A. 支架的金属基板设计；B. 镂空基台结构设计；C. 完成的新型数字化支架

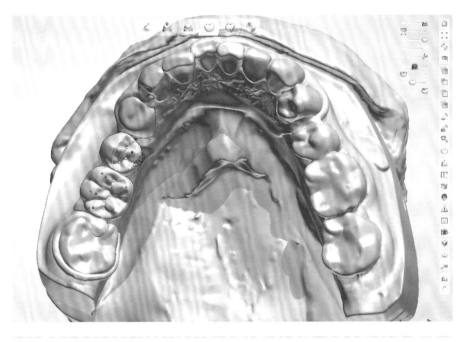

图 3-1-10　牙冠的 CAD

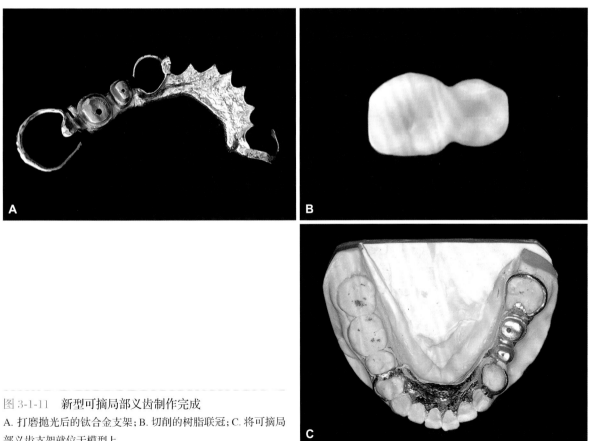

图 3-1-11　新型可摘局部义齿制作完成

A. 打磨抛光后的钛合金支架；B. 切削的树脂联冠；C. 将可摘局部义齿支架就位于模型上

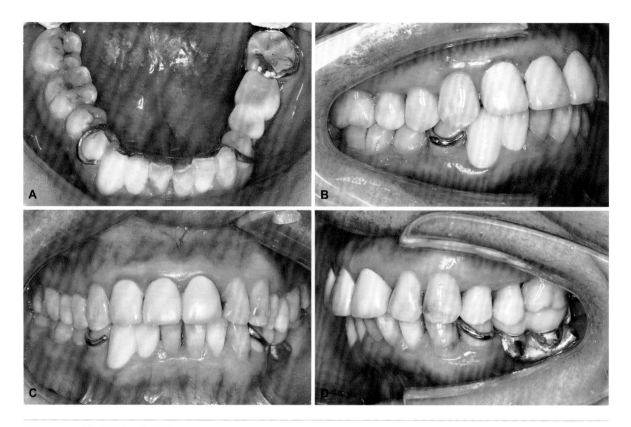

图 3-1-12　戴牙后的口内情况
A. 殆面观；B. 右侧面观；C. 正面观；D. 左侧面观

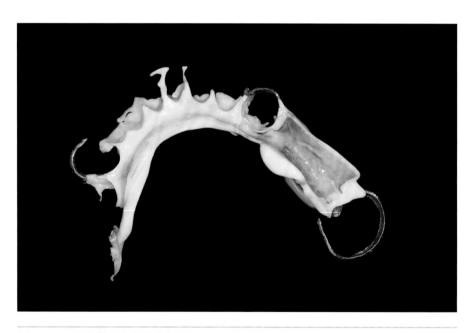

图 3-1-13　涂有指示糊剂的支架组织面

8. 讨论　可摘局部义齿的传统加工方法主要是手工制作,需要进行十余项工序,并且成品质量与操作者的经验和技术密切相关。数字化技术的引入,可以有效解决这一问题。目前,数字化义齿加工技术主要有两个发展方向:一个方向是数控切削技术(减材制造),现已广泛应用于各类固定修复体的 CAD/CAM 加工,具有技术成熟、加工精度高的优点,但是无法成形复杂结构与复合材料;另一个方向是3D 打印技术(增材制造),在加工复杂几何模型方面具有巨大优势,但是其加工极限精度受粉末颗粒度等因素影响,尚不如减材制造。

鉴于两种技术在口腔修复体制作中均有各自的特点,如何将"增"和"减"这两个看似完全对立的技术,有机地整合形成可摘局部义齿的新型加工方法,就成为学者们一直以来长期思考的问题。受到唯物辩证法中"矛盾是普遍存在的,矛盾是事物内部及事物之间既对立又统一的两个方面"的思想启发,我们提出了"基于'增材和减材'复合技术的数字化可摘局部义齿快速设计与制造"的理念。即通过全新设计带有基台结构的可摘局部义齿支架,实现支架的增材制造与牙冠的减材制造同步设计和加工。这种可摘局部义齿新型数字化制作理念,可以取长补短,充分发挥两种加工方法各自的优势,实现修复体制作的全流程数字化加工制作,提高可摘局部义齿的临床就诊效率、修复体制作精度,并减少人为因素导致的质量波动。

从修复体口内试戴效果来看,应用该新型复合技术制作的可摘局部义齿就位过程顺利,临床调拾时间短,患者配戴舒适度高。但是,就当前义齿的应用效果来看,该方法在基托方面尚不能解决美学区模拟牙龈美学效果的修复需求。因此,后期如何改进提升,是我们需要对该技术进行进一步完善的地方。在本书后续章节,团队成员初步对提升美学效果进行了尝试,但是仍与预期有一定的差距。同时,该方法制作的金属基板与缺牙区牙槽嵴黏膜直接贴合,而非传统方法的树脂基托与缺牙区牙槽嵴黏膜贴合。这在使用后期,若出现因牙槽嵴吸收造成的基托与牙槽嵴黏膜之间的缝隙,该如何重衬也是值得我们进一步思考的问题。此外,该方法在进行数字化设计过程中仍略显繁琐,需要医技人员有较高的数字化软件使用能力,这也为该技术在临床的推广带来了一定的难度。因此,开发相关专业软件,也将是本团队接下来重点突破的方向之一。最后,在我们的长期随访中发现,由于树脂与金属材料性能上的差距,树脂冠的碎裂与脱粘接是较为常见的复诊原因,故两种材料的结合方式仍有待改进。

虽然笔者团队提出的基于"增材和减材"复合技术的数字化可摘局部义齿快速设计与制作方法仍存在较大的改进空间,但是该方法也为可摘局部义齿的数字化制作提供了新的思路。我们相信,随着相关问题的逐步解决和完善,该方法将在口腔修复临床中发挥更大的作用,起到示范性的效果。

（于　海　高　勃）

第二节　数字化技术在口腔修复中的临床应用

为了加速推进并拓展数字化技术在可摘局部义齿修复中的应用范围,高勃和吴江教授团队在前期临床应用的基础上不断创新,努力提高患者的就诊效率和体验,减轻医技人员的工作负担。为此,团队在传统数字化设计与制作的基础上,进一步创新,并在临床中开展了初步应用,取得了较好的效果。

病例一　牙列缺损伴牙体缺损的数字化同期修复

患者,男性,51 岁,因牙列缺损伴牙体缺损数月,前来就诊。

1. **主诉**　牙列缺损伴牙体缺损数月,要求修复。

2. **基本病史**　患者数月前下颌后牙残根拔除,2 个月前在我院行右侧下颌前磨牙根管治疗术。患者否认心血管疾病、传染病等系统疾病史和药物过敏史,无吸烟史,平素体健。

3. **口内及口外检查**

（1）口内检查:口腔卫生状况良好,45 残冠,根管治疗术后,纤维桩 + 树脂修复,35—37、46 缺失,全口牙龈无明显萎缩（图 3-2-1）。

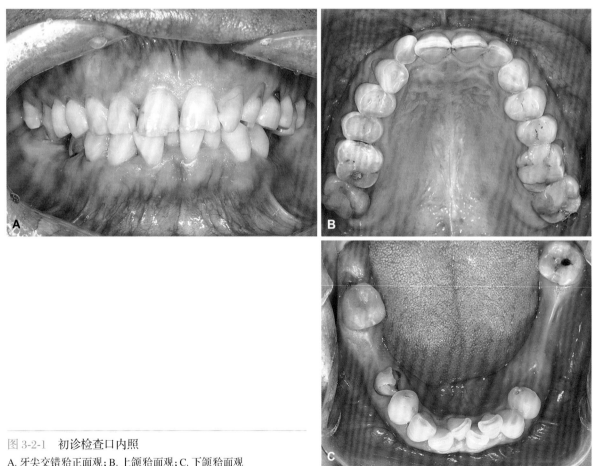

图 3-2-1　初诊检查口内照
A. 牙尖交错𬌗正面观；B. 上颌𬌗面观；C. 下颌𬌗面观

（2）口外检查：患者面型对称，开口度和开口型正常，双侧颞下颌关节行开、闭口运动时无异常动度和弹响。其余口颌系统检查未见明显异常。

4. 辅助检查　根尖片结果显示 45 根充良好，根尖周无异常（图 3-2-2）。

5. 临床诊断　牙列缺损，45 残冠。

6. 治疗计划

（1）45 冠修复。

（2）45 冠修复后，行下颌可摘局部义齿修复或种植义齿修复。

经医患双方进一步沟通，患者因个人原因暂不行种植义齿修复，采用可摘局部义齿修复。此外，因路途较远，患者希望能够减少就诊次数。因此，对于本病例，笔者团队尝试通过数字化方法实现牙体缺损和牙列缺损的同期修复。

7. 临床操作

（1）基牙预备和口内扫描：首先，在 45 缺损部分进行树脂核修复，按照标准牙体预备程序，进行 45 基牙预备（图 3-2-3）和比色；然后，分别在 34、38 和 47 近中预备𬌗支托凹，应用口内扫描设备对患者上、下颌牙列及牙尖交错𬌗关系进行扫描，获取数字化模型及牙尖交错𬌗关系（图 3-2-4）。

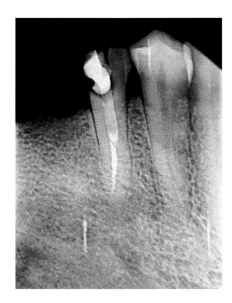

图 3-2-2　45 根尖片

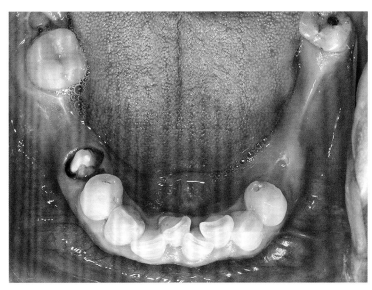

图 3-2-3　45 基牙预备

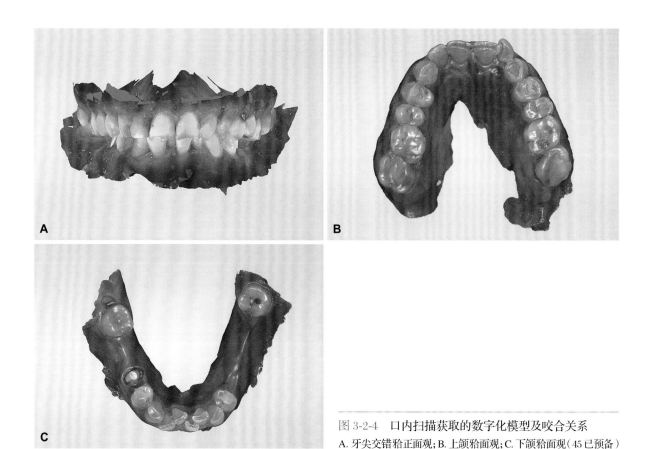

图 3-2-4 口内扫描获取的数字化模型及咬合关系
A. 牙尖交错𬌗正面观;B. 上颌𬌗面观;C. 下颌𬌗面观(45 已预备)

（2）CAD/CAM：在数字化模型的基础上，首先，设计 45 冠修复体（不上饰瓷），并在近中预留𬌗支托凹（图 3-2-5A）。将设计好的 45 冠数据与下颌牙列数据拟合，形成一个完整的模型（图 3-2-5B）。在此基础上，完成可摘局部义齿支架的 CAD（图 3-2-6）。然后，分别应用数控切削、SLM 和 SLA 技术制作氧化锆冠、可摘局部义齿钛合金支架和树脂模型（图 3-2-7）。经抛光等处理后，45 冠准确地就位于模型上，同时可摘局部义齿支架也准确就位，支架各部件与 45 冠和模型贴合紧密（图 3-2-8）。在此基础上，完成最终可摘局部义齿的制作（图 3-2-9）。

（3）口内试戴和戴牙：45 冠口内试戴，就位顺利，微调咬合后，树脂增强型玻璃离子粘固。待冠修复体粘固后，同期配戴可摘局部义齿，就位顺利，义齿各部件与基牙、黏膜等软、硬组织贴合，微调咬合，常规医嘱（图 3-2-10）。

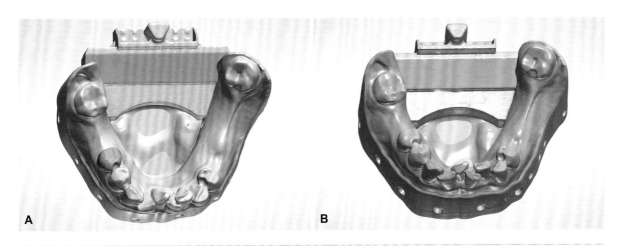

图 3-2-5 45 冠 CAD 与模型合并
A. 45 冠 CAD; B. 合并后的下颌模型

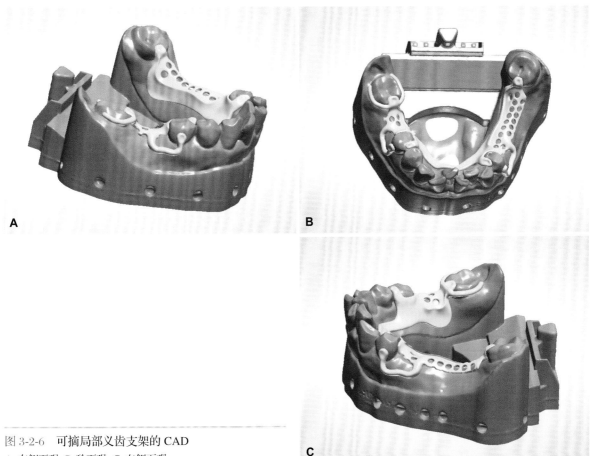

图 3-2-6 可摘局部义齿支架的 CAD
A. 右侧面观; B. 殆面观; C. 左侧面观

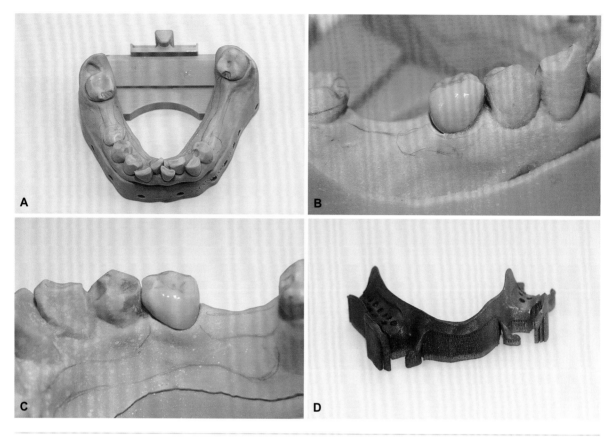

图 3-2-7　应用数字化技术制作完成的 45 氧化锆冠、钛合金支架和模型
A～C.45 氧化锆冠复位于 3D 打印树脂模型上；D. SLM 技术制作的钛合金支架（去支撑和抛光前）

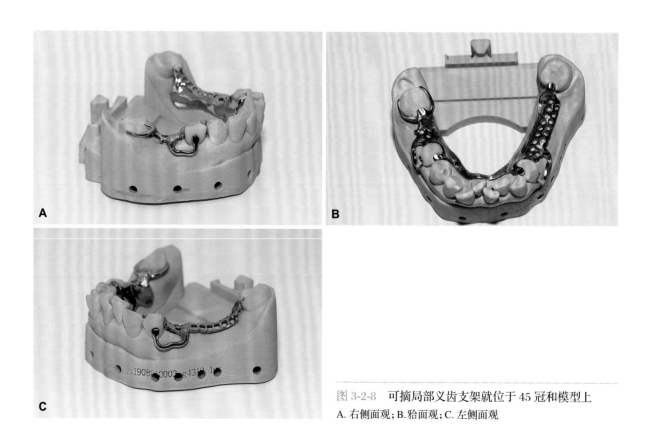

图 3-2-8　可摘局部义齿支架就位于 45 冠和模型上
A. 右侧面观；B. 殆面观；C. 左侧面观

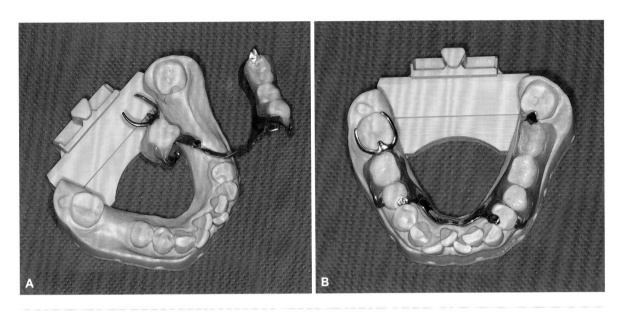

图 3-2-9　可摘局部义齿制作完成

A. 制作完成的可摘局部义齿；B. 义齿就位于模型上

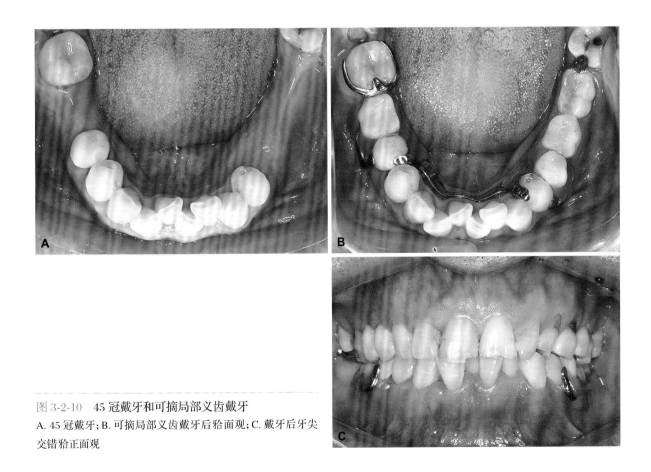

图 3-2-10　45 冠戴牙和可摘局部义齿戴牙

A. 45 冠戴牙；B. 可摘局部义齿戴牙后𬌗面观；C. 戴牙后牙尖
交错𬌗正面观

8. 讨论　在临床上常会遇到牙列缺损伴牙体缺损的患者,通常的治疗方案是首先进行牙体缺损的冠修复,然后再进行牙列缺损的可摘局部义齿修复,患者需要多次就诊。因此,如何进一步提高患者的就诊效率,一直是医技工作者努力的方向与目标。随着数字化技术的发展,高勃和吴江教授团队对牙列缺损伴牙体缺损进行了数字化同期修复的临床探索。

在本病例中,首先通过引入口内扫描设备,直接获取了患者基牙预备后的数字化模型;在此基础上,进行了牙体缺损冠修复和可摘局部义齿支架的CAD,并结合数控切削和3D打印技术完成了45冠修复体、可摘局部义齿支架和牙列模型的快速制作;最后,在患者口内完成了牙体缺损和牙列缺损的同期修复。就该病例的修复过程来看,通过口内扫描一次性获取了牙体缺损和牙列缺损的数字化模型,提高了就诊效率,还具有患者舒适度较高,数据便于存储、传输的特点,尤其适合口腔诊所通过远程技术发送给技工中心,完成相关治疗。此外,通过对修复体的设计和制作全过程采用数字化技术,可以有效地避免人为因素造成的误差。制作的牙冠和可摘局部义齿支架,无论是在模型上就位,还是患者口内试戴,都显示出了良好的适合性,具有较高的制作精度。

当然,使用数字化技术进行牙体缺损和牙列缺损同期修复,还应注意其适用范围。对于本病例,该患者牙列缺损属于Kennedy Ⅲ类,制作的可摘局部义齿属于牙支持式,因此,使用口内扫描设备可较好地获取患者牙𬌗及黏膜组织数据。注意在口内扫描时,对黏膜部分的扫描范围应达到前庭沟黏膜转折线处,以确保可摘局部义齿基托的伸展范围;同时不应过分牵拉黏膜,防止造成黏膜的变形,影响模型的精确度。

如果是Kennedy Ⅰ类和Ⅱ类的牙列缺损,其可摘局部义齿的支持形式为牙、牙槽嵴与黏膜组织的混合支持式,或者黏膜及其下方牙槽骨支持的黏膜支持式(缺失牙较多或余留牙条件不佳时),仅靠口内扫描无法获取患者在功能状态下的黏膜信息,仍需要通过传统方法制作功能性印模,再通过模型扫描将其转换为数字化模型,进而完成后续牙冠和可摘局部义齿的CAD。此外,在设计冠修复体时,应注意根据可摘局部义齿的就位道方向,对冠修复体的导线进行调节,以获取适合的倒凹,确保可摘局部义齿得到较好的固位效果。同时,冠修复体与预备体模型拟合时,应注意拟合的精度。若此步骤出现误差,将会直接影响冠修复体和可摘局部义齿在口内的就位效果,甚至造成无法就位,导致修复失败。

本病例中,患者可摘局部义齿支架的设计仍采用传统网状结构,并通过常规排牙装盒完成可摘局部义齿的制作,而未采用前一节提到的预备体设计。若采用"增材和减材"方式修复,将进一步提高可摘局部义齿的制作效率和精度,实现"印模-设计-制作"的全程数字化设计与制作,最大程度减小人为误差。

（吴　江　高　勃）

病例二　复杂牙列缺损伴美学区牙齿缺失的数字化可摘局部义齿修复

患者,男性,63岁,因口内多颗牙缺失6个多月,前来求诊。

1. 主诉　上、下颌多间隙缺牙数月,要求修复。

2. 基本病史　患者数年前行上、下颌可摘局部义齿修复,但近半年来因部分牙缺失,无法配戴旧义齿。患者否认心血管疾病、传染病等系统疾病史和药物过敏史,无吸烟史,平素体健。45残根已行根管治疗,余留牙牙周治疗后1个月。

3. 口内及口外检查

(1)口内检查:17、24、25龋病;17、25见近中𬌗支托凹;37全瓷冠修复,边缘密合,见近中𬌗支托凹;34见近中𬌗支托凹;45残根,平龈,见根充物暴露于口腔中。全口牙牙龈轻度红肿,口腔卫生状况一般,牙石(+)(图3-2-11)。

(2)口外检查:患者无明显开、闭口受限或颞下颌关节弹响、疼痛不适,口颌系统未见其他明显异常。

4. 辅助检查　暂无。

5. 临床诊断　牙列缺损,45残根。

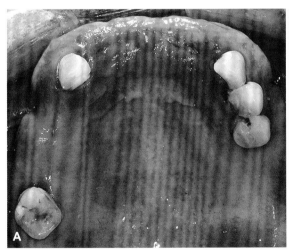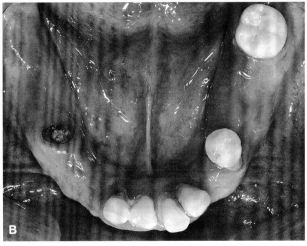

图3-2-11　初诊检查口内照

A.上颌𬌗面观;B.下颌𬌗面观

6. 治疗计划

（1）45 覆盖基牙。

（2）上、下颌可摘局部义齿修复缺失牙。

7. 临床操作

（1）基牙预备和印模制取：对 17、25、34 上的殆支托凹进行修整及抛光。制取上、下颌印模，灌制石膏模型，制作恒基板，获取患者的咬合关系。应用仓式扫描设备分别对患者上、下颌牙列模型及牙尖交错殆关系进行扫描，获取数字化印模。

（2）CAD/CAM：将数字化印模导入可摘局部义齿设计软件进行设计，16—14、12—22、26、27、36、35、33、43—47 缺牙部分使用前述方法设计基牙预备体外形，17、37 设计三臂卡环，13、25、34、42 设计正型卡环，卡环臂端进入倒凹的深度控制在 0.25mm，并在上、下颌前牙区唇侧基板区域进行回切，同时进行粗化设计，设计完成后的数字化支架如图 3-2-12 所示。在基牙预备体上设计牙冠。

应用 SLM 技术完成钛合金支架的制作，应用数控切削技术完成 16—14、12—22、26、27、36、35、33、43—47 树脂牙冠的制作，牙冠在支架基台上就位良好，无翘动、摆动等现象，使用树脂增强型玻璃离子水门汀粘固，在前牙区用牙龈树脂进行美学区烤塑（图 3-2-13）。

（3）口内试戴和戴牙：配戴新型可摘局部义齿（图 3-2-14），新义齿就位顺利，无翘动、摆动等现象，经调殆、抛光后，患者无任何不适，常规医嘱。

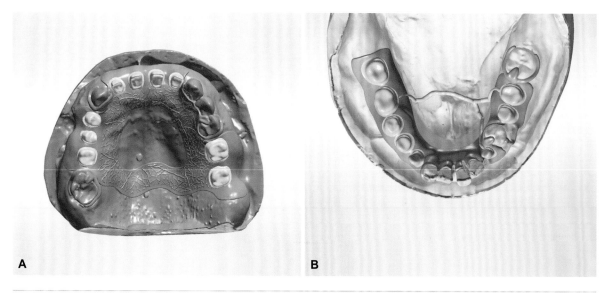

A   B

图 3-2-12　可摘局部义齿的 CAD
A. 上颌义齿支架 CAD；B. 下颌义齿支架 CAD

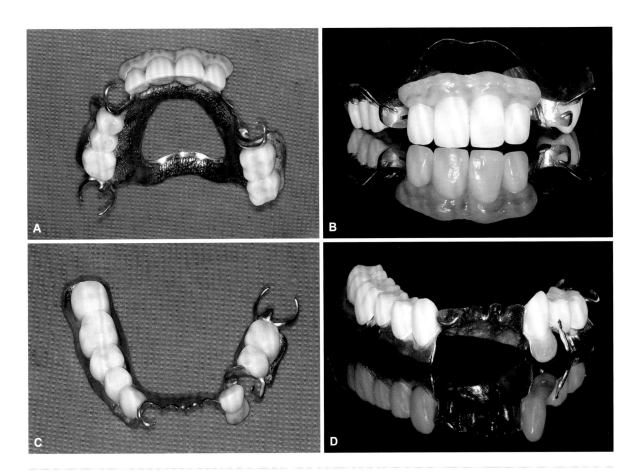

图 3-2-13　完成的上、下颌义齿
A. 上颌𬌗面观；B. 上颌美学区；C. 下颌𬌗面观；D. 下颌美学区

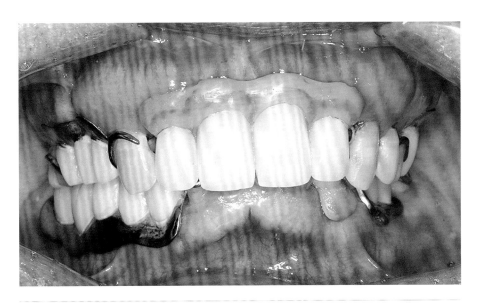

图 3-2-14　义齿就位后正面观

8. 讨论　通过 3D 打印技术制作的可摘局部义齿金属支架,在准确性、适合性及力学性能上,与传统方式制作的支架相比更具优越性,但是仍然需要排列人工牙、雕刻蜡型、填胶、热处理等后续手工操作,这个过程十分耗时,并且容易产生人工误差。此外,在金属支架与树脂基托交界的部位,容易折裂,特别是当对颌为天然牙时,咬合力较大。

本病例展示了一例通过增材和减材结合牙龈聚合瓷烤塑的方法,制作可摘局部义齿修复复杂牙列缺损伴美学区牙齿缺失的患者,旨在为广大读者提供一种数字化修复复杂牙列缺损同时伴美学区牙齿缺失病例的新思路。首先,传统的树脂基托被 3D 打印的钛合金基板所替代,这避免了金属与树脂交界区的应力集中,从而增加了基板的强度。同时,3D 打印技术的使用产生了致密的结构,这些都使基板的机械强度变得更好。另外,基板厚度较传统方法制作的基板更薄,而且在这个病例中,钛合金被用来制作基板,因为在相同的体积下,它比钴铬合金更轻,其生物相容性也较钴铬合金更佳。同时,通过抽壳将牙冠固位体设计成中空的方式,也减轻了义齿的重量。这些都使患者配戴更加舒适。通过数控切削技术制作树脂冠并将其直接粘接在固位体上,相比传统充胶排牙,大大节约了人工成本及时间成本。这都使整个数字化工作流程制作可摘局部义齿变成可能。

本病例中,可摘局部义齿美学区的人工牙龈虽然是由手工方式成形聚合瓷完成,但是聚合瓷使用的区域不在可摘局部义齿的组织面,故人工误差不会影响义齿的精度,并且易于抛光。由于聚合瓷只应用在美学区,并不直接承受咬合力,所以聚合瓷牙龈并不会轻易脱落。

综上所述,这个病例成功地应用了增材、减材及美学区牙龈聚合瓷烤塑的方法进行数字化制作活动义齿,节约了人工和时间成本,并提供了更高的适合性、力学性能、舒适感、咀嚼效率及美观性,大大提高了患者的满意度,是一种非常有前景的方法。然而,由于前牙区的烤塑部分仍然是由人工完成,且美观效果仍然依赖于技师的制作水平,所以如何实现前牙区人工牙龈的数字化制作仍是亟待解决的一个问题。

（张　燕　李　恺）

病例三　基于"增材和减材"理念的全口义齿数字化修复

患者,女性,70 岁,因口内牙全部缺失 3 个多月,前来求诊。

1. 主诉　上、下颌全牙列缺失 3 个多月,要求修复。

2. 基本病史　患者数月前因牙周病拔除全部牙齿。患者否认心血管疾病、传染病等系统疾病史和药物过敏史,平素体健。

3. 口内及口外检查

（1）口内检查:上、下牙列缺失,下颌牙槽嵴中度吸收,未见明显骨尖、骨刺,未见明显松软牙槽嵴,颌间距离适中,舌体略膨大（图 3-2-15）。

（2）口外检查:患者面型对称,开口度和开口型正常,无明显开、闭口受限或颞下颌关节弹响、疼痛不适。口颌系统未见其他明显异常。

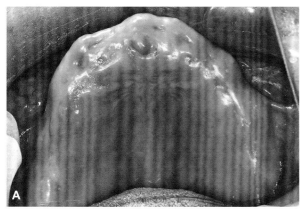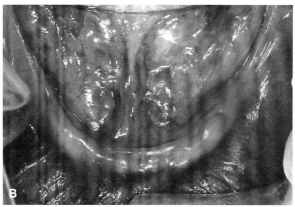

图 3-2-15　初诊检查口内照

A. 上颌无牙颌；B. 下颌无牙颌

4. 辅助检查　无。

5. 临床诊断　牙列缺失。

6. 治疗计划　常规全口义齿修复。

7. 临床操作

（1）印模制取和颌位关系确定：常规藻酸盐印模材料制取上、下颌的无牙颌初印模。常规方法制作光固化树脂个别托盘，使用边缘整塑蜡，行边缘整塑，制取精细印模；围模灌注法完成超硬石膏模型，制作光固化恒基板，确定并转移颌位关系（图 3-2-16）。扫描上、下颌无牙颌模型及颌位关系，形成数字化模型（图 3-2-17）。

（2）CAD/CAM：将数字化模型及颌位关系导入义齿数字化设计软件，对上、下颌全口义齿进行基板和牙列的数字化设计，并获得相应的数字化文件（图 3-2-18）。使用前述方法对全口义齿牙列部分进行回切，并对 15—25、35—45 唇侧基板表面进行粗化设计，获得上、下颌全口义齿基牙预备体、基板，以及 17—27、37—47 牙冠的 STL 文件（图 3-2-19）。

分别应用 SLM 技术和数控切削技术完成钛合金支架和 17—27、37—47 树脂牙冠的制作，牙冠在支架基台上就位良好，无翘动、摆动等现象，使用树脂增强型玻璃离子水门汀粘固，在 15—25、35—45 区域唇侧基托处进行烤塑处理，模拟牙龈外形和颜色（图 3-2-20）。

（3）口内试戴和戴牙：患者试戴新型全口义齿（图 3-2-21），新义齿就位顺利，无翘动、摆动等现象，经调𬤲、抛光后，患者无任何不适，常规医嘱。

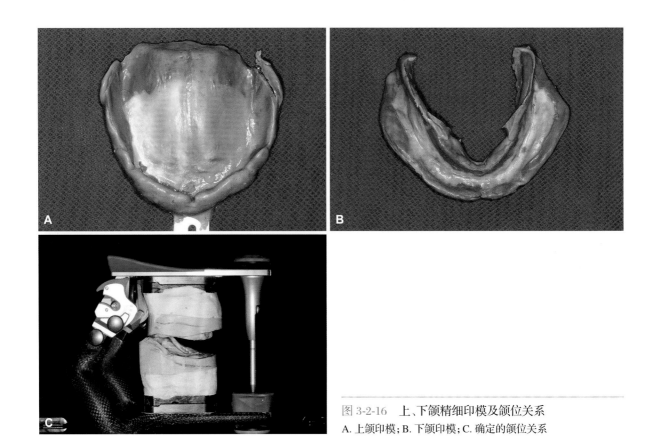

图 3-2-16 上、下颌精细印模及颌位关系
A. 上颌印模；B. 下颌印模；C. 确定的颌位关系

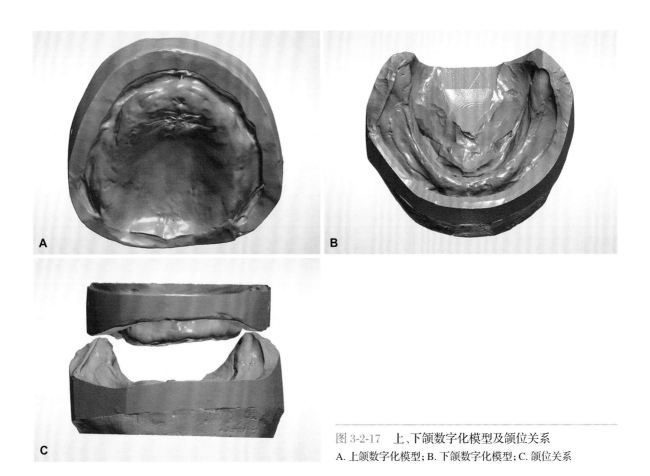

图 3-2-17 上、下颌数字化模型及颌位关系
A. 上颌数字化模型；B. 下颌数字化模型；C. 颌位关系

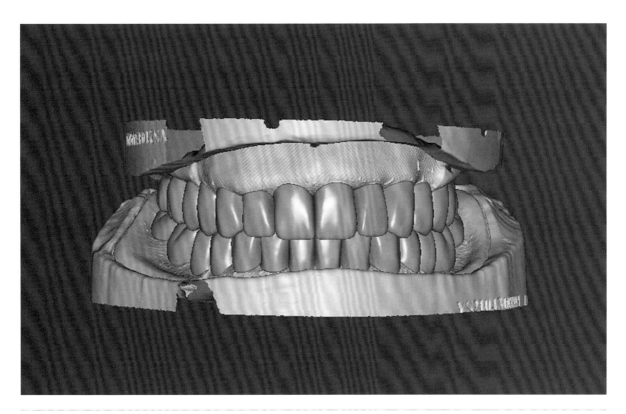

图 3-2-18　全口义齿新型数字化设计

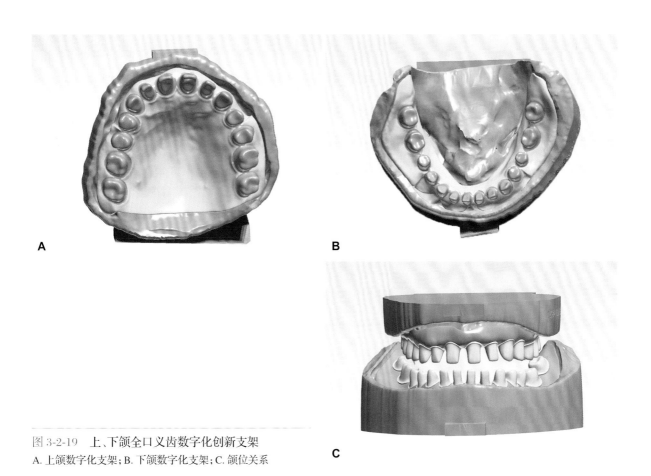

A　　　　　　　　　　　　　　　　　　　**B**

　　　　　　　　　　　　　　　　　　　　C

图 3-2-19　上、下颌全口义齿数字化创新支架
A. 上颌数字化支架；B. 下颌数字化支架；C. 颌位关系

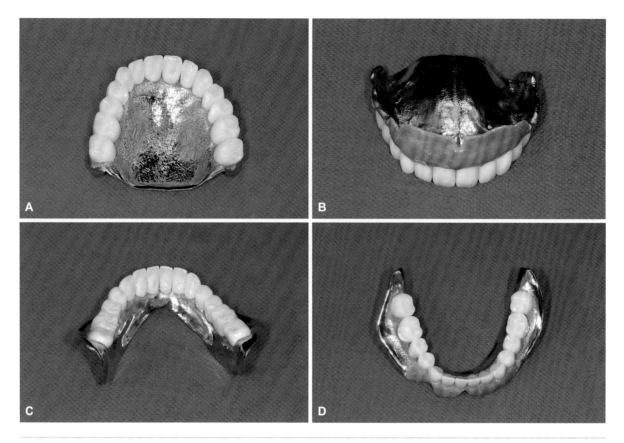

图 3-2-20　基于"增材和减材"理念制作完成的上、下颌全口义齿
A.上颌义齿𬌗面观；B.上颌义齿唇面观；C.下颌义齿舌面观；D.下颌义齿𬌗面观

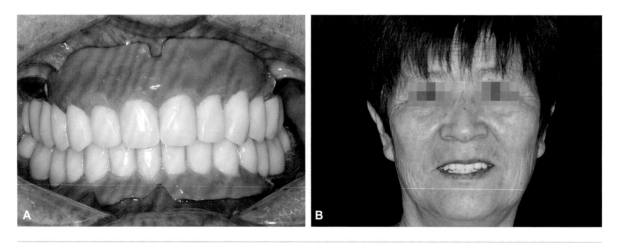

图 3-2-21　全口义齿戴牙
A.正中咬合正面观；B.患者正面微笑照

8. 讨论　随着老龄化社会的到来,传统全口义齿仍然在无牙颌修复中扮演着重要角色。考虑到其从患者就诊到最终修复所需要的时间、复杂的临床操作和技工室的工序,精度误差常常是无法避免的。特别是传统热塑型基托、铸造的金属腭板基托、微裂纹及空隙,都可能造成义齿的折断或破损。

随着计算机辅助设计及制作(CAD/CAM)的不断进步,CAD/CAM在全口义齿修复领域也逐渐发展起来。国外已经有研究人员通过3D打印制作树脂基托,再粘接人工牙完成全口义齿;还有学者预先制备了包含牙龈和牙齿颜色的分层树脂盘,再通过数控切削技术直接完成全口义齿的制作。北京大学口腔医学院孙玉春和周永胜教授团队,则研发了全新的数字化全口义齿制作方法。通过应用红膏获取初始印模与颌位关系,进而转换成带有基本颌位关系的数字化初印模;应用自行研发的软件设计诊断性义齿,结合3D打印技术制作树脂诊断性义齿;患者通过试戴该诊断性义齿,调整并确认外形及咬合关系;应用该诊断性义齿完成边缘整塑和功能性印模制取,扫描模型完成数字化功能性模型的构建;应用软件完成最终全口义齿的设计,3D打印制作最终义齿的树脂代型;最后,通过装盒充填方式完成全口义齿的制作。该方法改变了传统全口义齿的制作流程,简化了临床操作过程,获得了良好的临床应用效果。

相比上述新方法,本病例在传统钛基托全口义齿的基础上,结合"增材和减材"理念,对全口义齿进行了全新设计,在钛基托上增加了基牙预备体结构,并完成了牙冠的设计;进一步应用3D打印和数控切削技术,分别制作了新型钛基托和树脂牙冠;最后将树脂牙冠粘接于钛基托的基牙预备体上,完成新型全口义齿的制作。该方法和传统数控切削法制作的钛基托相比,极大地节约了材料。通过3D打印技术制作的钛基板,也避免了传统的金属基板与树脂交界处产生的应力集中区,提高了义齿的强度。最重要的是,虽然钛合金基板由3D打印制作,但是与黏膜之间却产生了非常好的吸附性,完全可以满足患者的日常使用。究其原因,可能是数字化制作提高了基托的精确度,从而提高了适合性,增强了义齿的吸附力。由于采用了抽壳技术,以及钛合金本身的比重较轻,故患者配戴时具有较佳的舒适感。

对于美学区修复效果,本病例在钛基托唇侧牙龈部分进行了粗化设计,通过烤塑方法完成了美学区牙龈颜色和结构的重现,获得了较为理想的临床美学效果。

综上所述,该病例所展示的过程具有数字化程度高的特点,简化了技工室的操作和人为误差,为临床提供了一种不同于以往全口义齿修复的全新方式。

（谢诚　张燕）

病例四　国产可摘局部义齿支架辅助设计软件的临床应用

对于数字化可摘局部义齿而言,支架的CAD是重要且关键的环节。当前,国内技工中心多采用国外义齿支架CAD软件,费用较高。因此,研发具有我国自主知识产权的可摘局部义齿设计软件具有重要的意义,我们与国内著名数字化软件企业合作,在该领域进行了初步尝试。下面通过病例来介绍国产可摘局部义齿支架辅助设计软件的临床应用。

患者,男性,68岁,因口内多颗牙缺失数月,前来就诊。

1. 主诉 上颌双侧后牙缺失数月,要求修复。

2. 基本病史 患者2年前因龋病、残根等行牙拔除术,于1个月前行牙周洁治术。患者否认心血管疾病、传染病等系统疾病史和药物过敏史,无吸烟史,平素体健。

3. 口内及口外检查

(1)口内检查:口腔卫生状况一般,牙龈轻度萎缩,色素(+),15、17、27、34、35缺失,其中34、35缺失牙已行可摘局部义齿修复,15、17、27缺牙间隙尚可,余留牙无明显倾斜和扭转(图3-2-22)。14为Ⅰ度松动,牙龈无明显萎缩。

(2)口外检查:患者开口度和开口型正常,双侧颞下颌关节开、闭口时无异常动度和弹响,其余口颌系统检查未见明显异常。

4. 辅助检查 无。

5. 临床诊断 牙列缺损。

6. 治疗计划 上颌缺失牙可摘局部义齿修复。

7. 临床操作

(1)印模制取和数字化设计方案:首先,制取患者初印模,将初印模信息输入可摘局部义齿专家辅助设计系统,进行初始设计。在专家辅助设计系统中,对整体牙齿的情况进行标注。辅助设计系统根据牙齿和咬合情况,生成六种推荐的可摘局部义齿支架设计方式,供医师进行参考(图3-2-23)。医师根据临床实际情况,结合患者特点,确定设计方案,生成二维平面设计图和文字(图3-2-24)。

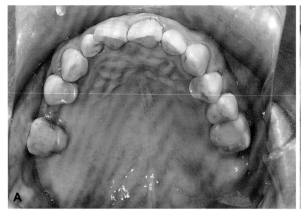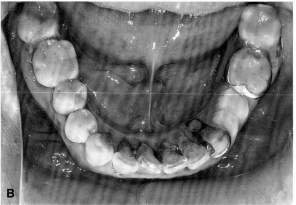

图 3-2-22 初诊检查口内照

A. 上颌𬌗面观;B. 下颌𬌗面观

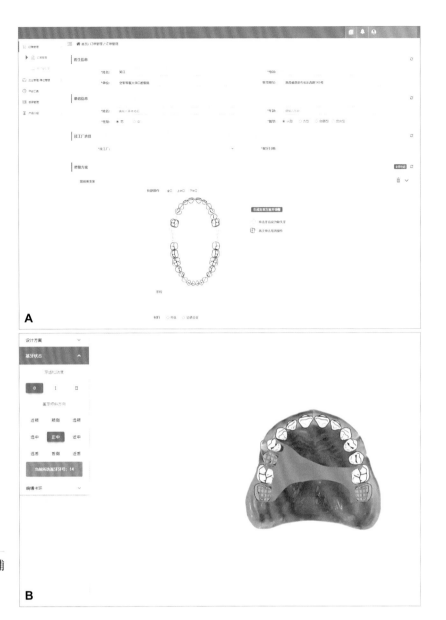

图 3-2-23 可摘局部义齿专家辅
助设计系统基本界面
A. 口腔情况标记；B. 设计方式选择

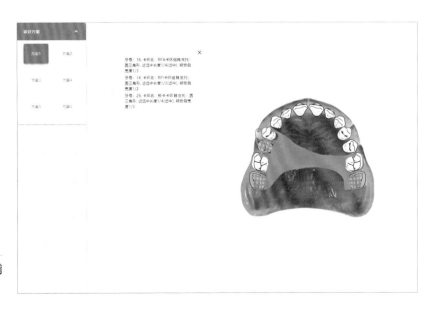

图 3-2-24 可摘局部义齿专家辅
助设计系统完成的推荐方案

（2）基牙预备和印模制取：医师根据推荐方案，结合患者口腔牙列缺损特点，进行基牙预备，分别在14、16和26预备近中𬌗支托凹，在14、16和26远中预备导平面。常规制取印模并灌制石膏模型，通过仓式扫描设备完成模型及咬合关系的数字化转换（图3-2-25）。

（3）CAD/CAM：将数字化模型信息和咬合关系导入国产自主研发的可摘局部义齿设计软件（图3-2-26）。软件读取数字化文件后，进入设计界面。设计人员根据余留牙的情况，进行就位道的选择并填补倒凹。结合优化的设计方案，逐步完成网状结构、连接体、卡环及终止线的设计，最终生成可摘局部义齿支架的数字化文件（图3-2-27）。

使用SLM技术直接制作钛合金可摘局部义齿支架，去支撑，常规抛光后，将可摘局部义齿支架顺利复位于模型上，检查无明显翘动后，行常规排牙、充胶，完成可摘局部义齿的制作（图3-2-28）。

（4）口内试戴和戴牙：将完成的可摘局部义齿在患者口内试戴，就位顺利，微调咬合后，抛光，常规医嘱（图3-2-29）。

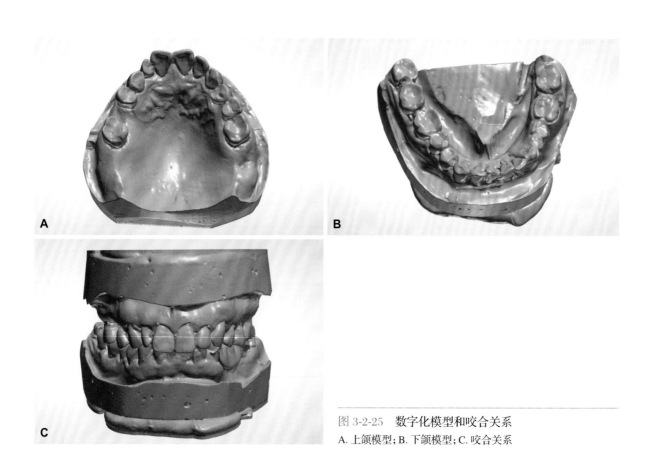

图3-2-25　数字化模型和咬合关系
A.上颌模型；B.下颌模型；C.咬合关系

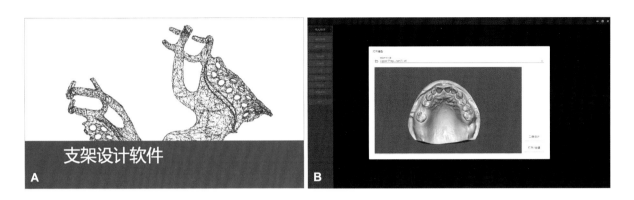

图 3-2-26 国产可摘局部义齿设计软件

A. 维视支架设计软件开始界面；B. 导入数字化模型

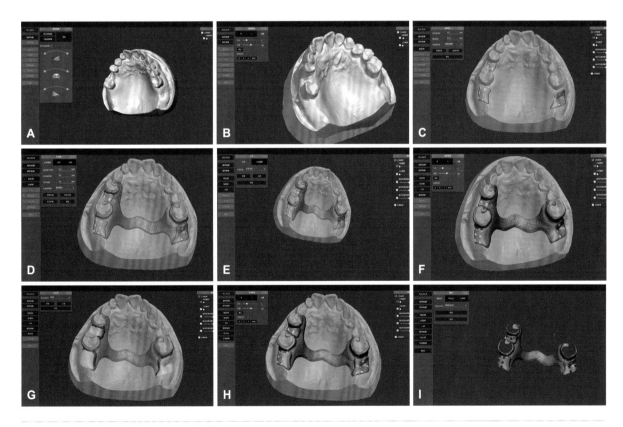

图 3-2-27 国产可摘局部义齿设计软件设计流程图

A. 就位道确定；B. 自动填补倒凹；C. 固位网绘制；D. 连接体绘制；E. 卡环绘制；F. 蜡型修整；G. 绘制终止线；H. 支架修整；I. 支架设计完成

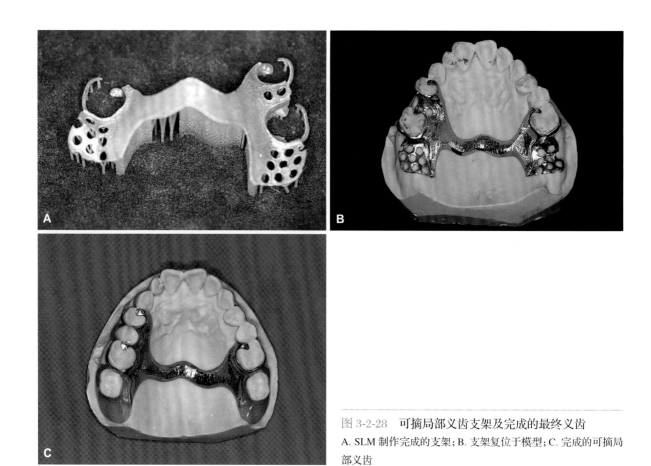

图 3-2-28 可摘局部义齿支架及完成的最终义齿
A. SLM 制作完成的支架；B. 支架复位于模型；C. 完成的可摘局部义齿

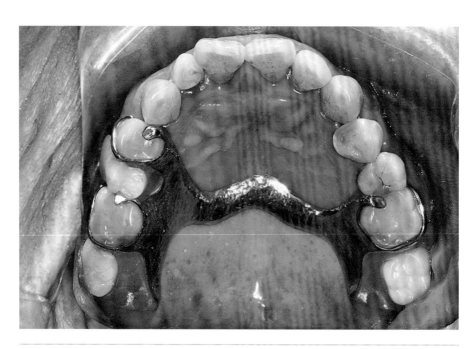

图 3-2-29 可摘局部义齿口内试戴

8. 讨论　可摘局部义齿支架的数字化设计是该义齿数字化修复的重要中间环节。当前,常用的CAD软件主要是外国品牌。这些CAD软件将可摘局部义齿不同组成部分的设计构件包含在其设计图库中,设计人员可根据临床实际情况,选用合适的构件,特别是能够全面地观察模型的倒凹等结构,而不再像传统操作那样容易受到角度等的阻碍。在卡环、大连接体、小连接体和邻面板等重要结构设计中,首先在数字化模型表面描绘上述结构的轮廓,然后设定厚度,就可方便地完成可摘局部义齿的数字化设计。和传统翻制耐火模型＋人工制作蜡型相比,步骤简便,同时避免了由人为操作因素所导致的可摘局部义齿支架的质量波动。然而,上述软件也存在不足之处,例如购买费用高昂,对设备配置要求较高,需要每年缴纳年费,且不同模块均需要收费,并存在收集患者个人数据信息的风险。鉴于该情况,研发具有我国自主知识产权的可摘局部义齿数字化设计软件,在齿科CAD软件领域占据一席之地,并保护患者数据信息,具有重要的社会和现实意义。近年来,国内口腔医学工作者协同软件研发企业,也尝试对可摘局部义齿设计软件进行研发。在本病例中,分别选用了国产可摘局部义齿专家辅助设计系统和数字化设计软件进行了初步尝试。

首先,通过专家辅助系统进行了可摘局部义齿支架设计方案的生成。从方案的实际效果看,其与临床医师设计的仍有一定差距。因此,设计方案数据库仍需要汇总大量的临床实例,这样输出的设计方案才能更接近临床实际。但是鉴于部分患者口腔条件复杂,该专家辅助系统对于年轻医师而言,还是具有较好的辅助意义。

国产可摘局部义齿支架数字化设计软件界面较为友善,操作较为方便,设计思路与国外同类别产品类似,方便医师和技工的操作。就设计后的可摘局部义齿数字化支架整体效果而言,经多名临床医师与技师评价,其完全达到了设计要求。应用3D打印技术完成的钛合金可摘局部义齿支架,经去支撑、抛光后,能精确地就位于模型上,最终完成的可摘局部义齿也能顺利地戴入患者口内。从该病例可看出,国产可摘局部义齿支架设计软件已经取得了较好的临床使用效果,后期有望进一步扩大使用范围,通过不断完善,尽早投入临床。除了具有国外数字化设计软件使用便利、界面友好的优点外,该软件还具有以下特点:①通过扫描并识别石膏模型上手工预先绘制的大联接体、固位网等,自动生成相应支架结构的三维设计;②有可供选择的蕴含专家经验的二维支架设计推理方案,确认该方案后,可以自动生成大联接体、固位网、卡环等三维设计;③通过跨平台的三维数据浏览工具,技师、医师可以非常方便地确认三维支架设计方案(例如倒凹的角度等),不受时间和地点限制;④可以有效地与临床方案结合,例如进行牙体预备的指导等;⑤支持在平板电脑上用触控笔等进行三维设计绘图;⑥软件拥有自主3D内核和完全自主知识产权。

此外,结合本章内容,该软件还可在现有基础上进一步增加新型"增材和减材"可摘局部义齿支架设计模块,为基于"增材和减材"技术的推广与应用提供良好的平台,提升可摘局部义齿全程数字化设计与制作的应用,这些都将有助于国产可摘局部义齿支架设计软件总体竞争力的提升。我们希望在今后5年,通过不断地完善与优化,我国自主研发的可摘局部义齿支架设计软件能够得到更广泛的临床应用,为口腔数字化医学的发展贡献自己的力量。

（吴　江　张春宝）

参考文献

1. REVILLA L, ÖZCAN M. Additive manufacturing technologies used for 3D metal printing in dentistry. Current Oral Health Reports, 2017, 4（3）: 201-208.

2. FORRESTER K, SHERIDAN R, PHOENIX R D.Assessing the accuracy of casting and additive manufacturing techniques for fabrication of a complete palatal coverage metal framework.Journal of Prosthodontics, 2019, 28（7）: 811-817.

3. WU J, LI Y, ZHANG Y.Use of intraoral scanning and 3-dimensional printing in the fabrication of a removable partial denture for a patient with limited mouth opening.J Am Dent Assoc, 2017, 148（5）: 338-341.

4. NISHIYAMA H, TANIGUCHI A, TANAKA S, et al.Novel fully digital workflow for removable partial denture fabrication.J Prosthodont Res, 2020, 64（1）: 98-103.

5. ZHANG Y, LI K, YU H, et al.Digital fabrication of removable partial dentures made of titanium alloy and zirconium silicate micro-ceramic using a combination of additive and subtractive manufacturing technologies. Rapid Prototyping J, 2021, 27（1）: 93-98.

第四章　数字化印模技术在可摘局部
义齿修复中的应用与创新

制取印模是口腔修复临床基本操作技术之一。近20年来,随着光学扫描、软件处理等技术的快速发展,数字化印模技术近几年也有了突破性的进展,精确度不断提高,应用领域不断扩大,具有图像清晰、可靠性好、精度高、方便快捷等特点,而且数据便于保存和处理,节省材料,特别是和数字化加工装备相配合,可极大地提高临床工作效率和修复体精度,越来越受到临床医师、技师和患者的认可。当前,获取数字化印模主要包括两种方式:一种是通过口内扫描装置直接获取牙体和软、硬组织三维数字化图像数据,以及咬合关系;另一种是使用传统方法制取印模后,使用仓式扫描装置扫描阴模或者灌注的石膏模型后获取数字化印模。其中,以口内扫描为代表的数字化印模技术近年来在口腔临床,特别是冠、桥及种植修复领域应用越来越广泛。若结合数字化加工,可以让患者享受到当天取模,当/次日戴牙的便利。

第一节　口内扫描技术在牙支持式可摘局部义齿修复中的临床应用

一、口内扫描技术概述

口内扫描技术是应用小型探入式扫描头,直接在患者口腔内对牙体及周围软组织表面外形轮廓进行获取的数字化技术。医师可通过观察电脑屏幕中的三维图像,直观评估牙体等组织的外形、局部细节和质量。通过口内扫描获取的点云数据进行数学建模,重建出与真实物体表面相似的数字化模型。目前口腔CAD/CAM系统中最常用的是三角网格划分,即模型表面轮廓由很多三角形面片连接而成,输出的文件为STL(standard tessellation language)格式。该技术省略了临床制取印模、翻制石膏模型的步骤,节省了大量材料,避免了灌制模型过程中出现的误差等。口内扫描技术还提高了患者就诊的舒适度和就诊效率,同时,数字化模型信息存储也更加便利。

通常三维重建后的数字化模型为单一颜色,为满足可视化需要,可对其赋予色彩信息。一种方法是口内扫描时同时拍摄该区域的彩色照片,随后通过算法映射到几何模型上;另一种方法则是在扫描过程中,感光元件在取得点云三维数据的同时获取该点的色彩信息,从而生成彩色的三维模型。常见的彩色口内扫描仪多属于前者。

就临床应用而言,当前口内扫描多用于获取固定修复体的基牙数据,常用于固定冠、桥或种植修复的取模。利用口内扫描,医师可借助椅旁CAD/CAM系统在当天完成最终或临时修复体的制作,实现了"当日就诊,即刻修复"的高效目标。然而,对于需要进行可摘局部义齿修复的患者,虽然可通过数字化方法进行可摘局部义齿支架的设计和制作,但是数字化印模制取仍主要采用间接扫描方法,即首先制取印模并灌注石膏模型,然后通过扫描获得数字化模型。特别是存在游离端牙列缺损的患者,还需要完成修正性印模。因此,能否进一步完善上述数字化印模流程,特别是通过结合口内扫描设备,实时获取患者功能状态下的牙牙合及黏膜组织的数字化信息,对于简化临床流程,提升可摘局部义齿数字化修复效率具有关键意义。

针对牙支持式和混合支持式可摘局部义齿修复,本部分内容重点关注的是,口内扫描数字化印模技术在可摘局部义齿数字化修复中应注意的问题,以及在此方面的创新,为可摘局部义齿全程数字化的发展提供新的思路。

二、临床病例:Kennedy Ⅲ类牙列缺损的口内扫描与数字化修复

患者,男性,78岁,因左侧上颌多颗牙齿缺失,影响咀嚼功能,前来就诊。

1. 主诉　左侧上颌后牙缺失数月,要求修复。

2. 基本病史　患者数月前在外科门诊拔除左侧上颌后牙残根,并于2周前完成牙周洁治。患者否认心血管疾病、传染病等系统疾病史和药物过敏史,无吸烟史,平素体健。

3. 口内及口外检查

(1)口内检查:口腔卫生状况良好,牙龈轻度萎缩,26、27缺失,缺牙间隙尚可。38牙合面深龋,探(+),冷(+),叩(+),余留牙有轻微磨耗,不松动,无明显不适(图4-1-1)。

(2)口外检查:患者无明显开、闭口受限或颞下颌关节弹响、疼痛不适,开口度正常,口颌系统未见其他明显异常。

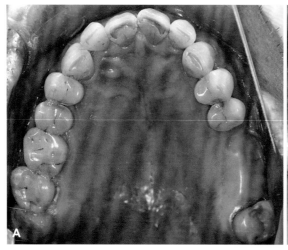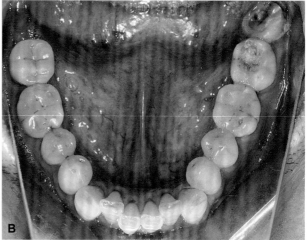

图4-1-1　初诊检查口内照
A. 修复前上颌牙合面观;B. 修复前下颌牙合面观

4. 辅助检查　无。

5. 临床诊断　牙列缺损,38 龋病。

6. 治疗计划

（1）择期拔除 38。

（2）26、27 行可摘局部义齿修复。

7. 临床操作

（1）基牙预备和数字化印模制取:在 25、28 近中预备殆支托凹,在 14、15 之间,17、18 之间预备间隙卡沟。应用口内扫描设备分别对患者上、下颌牙列及牙尖交错位关系进行扫描,直接获取数字化印模（图 4-1-2）。扫描时注意将 26、27 缺牙区的黏膜数据扫至前庭沟黏膜反折线处。

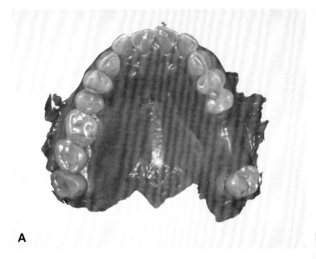

A

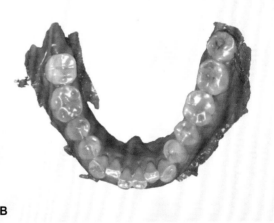

B

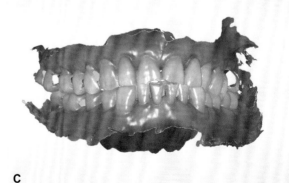

C

图 4-1-2　口内扫描获取的牙列数字化模型及咬合信息
A. 上颌数字化模型;B. 下颌数字化模型;C. 牙尖交错殆

（2）CAD/CAM：将数字化印模导入可摘局部义齿设计软件，进行数字化设计，26、27缺牙部分使用前述方法设计基牙预备体外形，设计完成后的新型数字化可摘局部义齿支架如图4-1-3所示。在基牙预备体上设计牙冠。

应用3D打印技术（SLM和SLA）完成钛合金支架和树脂模型的制作，SLM制作的钛合金支架在模型上就位良好（图4-1-4），无翘动、摆动等现象。应用数控切削技术完成26、27树脂牙冠的制作，牙冠在支架基台上就位良好（图4-1-5），使用树脂增强型玻璃离子水门汀粘固。

（3）临床戴牙：配戴新型可摘局部义齿（图4-1-6），新义齿就位顺利，无翘动、摆动等现象，经调𬌗、抛光后，患者无任何不适，常规医嘱。

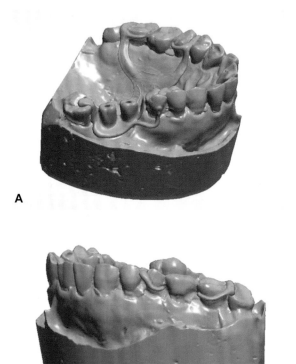
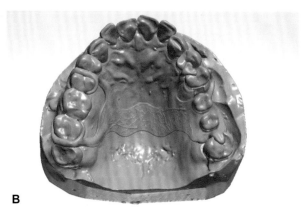

A

B

C

图4-1-3　新型可摘局部义齿支架的CAD
A.左侧面观；B.𬌗面观；C.右侧面观

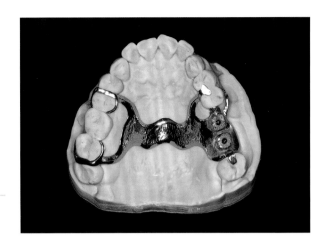

图 4-1-4 SLM 制作的钛合金支架就位于 SLA 打印的树脂模型上

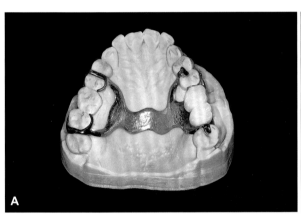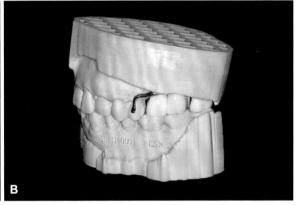

图 4-1-5 树脂牙冠就位于支架上
A. 𬌗面观；B. 左侧面观

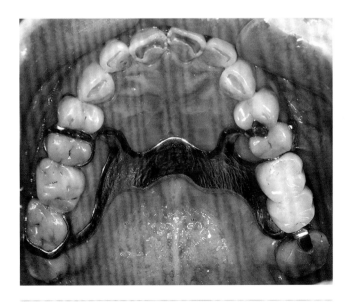

图 4-1-6 可摘局部义齿就位后𬌗面观

8. 讨论 以 Kennedy Ⅲ类牙列缺损为代表的可摘局部义齿修复,通常指的是牙支持式可摘局部义齿。对于这一类患者,在进行可摘局部义齿修复时,鉴于余留牙齿较多,使用口内扫描技术可快速获得牙列及黏膜的数据信息,避免了传统印模材料取模时患者恶心不适、误食等现象,以及多余材料黏于患者面部引起的反感,提高了患者的诊疗体验。但是在扫描时也应注意,鉴于扫描头尺寸和患者口腔环境不同,部分患者在进行口内扫描时,可能无法有效获取邻近缺隙侧牙齿的完整数据。虽然后期软件可以智能填补缺失部分的牙齿数据信息,但是基于该数字化模型而制作的可摘局部义齿,在戴牙过程中就有可能因为该部分数据与口内实际的偏差,出现可摘局部义齿就位困难、义齿使用时食物嵌塞等问题。因此,在口内扫描邻近缺隙牙齿的邻面时,可考虑适当倾斜或旋转扫描头,尽可能完整获取该区域的外形数据。

在对黏膜部分进行口内扫描时,应注意不要过度牵拉口角,防止造成黏膜变形,影响数字化模型的准确性。对于缺牙区的黏膜信息,应扫描至前庭沟/舌底黏膜反折线处,为后期基托范围提供清晰的边界信息。对于上颌牙列缺损,还应注意腭穹隆的凸度对口内扫描的影响。凸度过大会造成扫描过程不连续,导致数据不完善。针对这种情况,医师可以通过使用棉棒蘸取少许甲紫液体,在凸度过大的黏膜处涂画"井"字或"十"字,以增加口内扫描设备对该部分黏膜的识别力,进一步完善数据。在进行口内扫描过程时,还应注意扫描动作应平缓、连贯。若扫描动作过快、幅度过大,反而会降低扫描效率和精度。

此外,在进行口内扫描时,应注意操作时间不宜过长,通常扫描单颌模型的时间应控制在 3~5 分钟。时间过长除了会造成患者不适外,还会产生大量的冗余数据,导致数据处理时间过长,而过多的冗余数据也会影响数字化印模的精度,造成后期修复体加工质量的下降。

(吴 江 谢 诚)

第二节 新型数字化修正印模技术在游离端牙列缺损可摘局部义齿修复中的临床应用

一、修正印模技术概述

修正印模(altered cast impression)又称"选择性压力印模",是指远中游离端缺牙区域承受一定的功能性咬合压力,而余留天然牙在轻压或无压力状态下获得的印模,常用于下颌远中游离端牙列缺损,即 Kennedy Ⅰ类和Ⅱ类牙列缺损患者。该类患者配戴可摘局部义齿在行使功能活动时,义齿基托远端下沉的程度较基牙多,容易对基牙产生较强的杠杆力,造成损伤。因此,为了保持基托位移最小,避免对基牙产生过多的杠杆力,对游离端牙列缺损患者在进行可摘局部义齿修复时,应采用修正印模技术,以便为义齿基托提供尽可能多的支持作用,这对于提高可摘局部义齿的稳定性是非常必要的。

在临床上,制取修正印模通常是在可摘局部义齿支架制作完成后进行。首先,在支架游离端缺牙区部分制备树脂基托,将可摘局部义齿支架在患者口内试戴、调整,确保无咬合干扰,并调整树脂基托边缘距黏膜转折线约 2mm。然后,使用整塑蜡对基托边缘进行整塑,在基托上方堆蜡殆堤,确保牙尖交错殆时蜡殆堤与对颌牙之间存在 2~3mm 空间。在支架基托组织面均匀注射流动性高的硅橡胶材料,戴入患者口内;同时在蜡殆堤咬合面注射咬合记录硅橡胶,嘱患者行牙尖交错殆直至硅橡胶材料完全凝固。使用石膏锯将原石膏模型的游离端部分锯掉,然后将制取修正印模后的可摘局部义齿支架就位于石膏模型,确保无任何阻挡、翘起等。最后,通过围模灌注法,完成最终的修正印模。技师再根据修正印模,进行人工牙排列和基托蜡型制作,完成可摘局部义齿。然而,传统的修正印模技术步骤繁琐,并且在操作过程中,因临床经验或印模材料遮挡等因素,常会出现可摘局部义齿支架在模型上复位不当的问题,进而导致工作模型出现较大的误差,造成可摘局部义齿修复失败。这也是为什么大部分医师在接诊游离端牙列缺损患者时,通常放弃修正印模制取的原因。

因此,如何借助数字化技术,简化修正印模临床操作步骤,实现可摘局部义齿修复从印模制取到支架设计和制作的全程数字化,是医患双方共同追求的目标。吴江教授团队结合多年数字化设计经验,创新性地开发了数字化修正印模技术,并成功应用于临床,其极大地简化了操作步骤,提高了可摘局部义齿修复的精度和效率。

二、临床病例:Kennedy Ⅰ类牙列缺损的数字化修正印模技术临床应用

患者,女性,71 岁,因下颌多颗牙缺失,影响咀嚼功能,前来就诊。

1. 主诉　下颌多颗牙缺失数月,要求修复。

2. 基本病史　患者半年前因拔除多个口内残根导致牙列缺损,并于 1 个月前完成多颗牙的根管治疗和冠修复,于 2 周前完成牙周洁治;否认心血管疾病、传染病等系统疾病史和药物过敏史,无吸烟史,平素体健。

3. 口内及口外检查

(1)口内检查:口腔卫生状况良好,牙龈轻度萎缩,31、36、37、41、45—47 缺失,缺牙间隙尚可。35、43 和 44 为全瓷冠修复,43 全瓷冠已预留舌隆突支托凹,35 和 44 全瓷冠已预留近中殆支托凹,余留牙不松动,无明显不适(图 4-2-1)。

(2)口外检查:患者无明显开、闭口受限或颞下颌关节弹响、疼痛不适,口颌系统未见其他明显异常。

4. 辅助检查　无。

5. 临床诊断　牙列缺损。

6. 治疗计划　可摘局部义齿修复。

7. 临床操作

(1)印模制取与数字化模型构建:传统方法制取上、下颌模型,并确定牙尖交错位关系。使用仓式扫描设备对石膏模型及牙尖交错位关系进行扫描,重建具有牙尖交错位关系的数字化模型(图 4-2-2)。

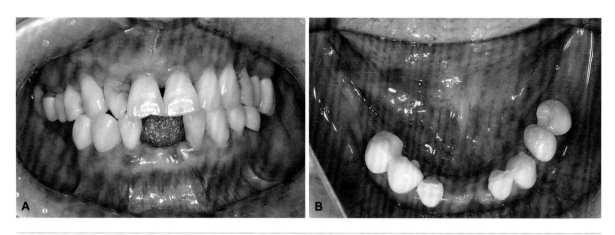

图 4-2-1　初诊检查口内照
A. 牙尖交错𬌗正面观；B. 下颌𬌗面观

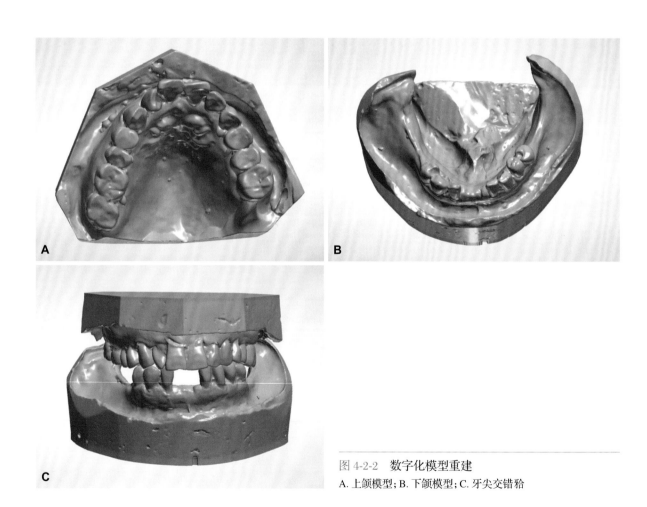

图 4-2-2　数字化模型重建
A. 上颌模型；B. 下颌模型；C. 牙尖交错𬌗

（2）新型开窗式个别托盘的数字化设计与制作：将数字化模型导入可摘局部义齿设计软件，确定共同就位道后，填充倒凹。根据缺牙区范围，设计开窗式个别托盘。托盘组织面与黏膜间预留1mm印模材料的间隙；缺牙区设计𬌗堤结构，确保牙尖交错𬌗时，𬌗堤结构与对颌牙之间有2mm间隙；在个别托盘对应的35、44设计近中𬌗支托结构，最后添加托盘手柄，完成新型开窗式个别托盘的数字化设计（图4-2-3），应用3D打印技术完成新型开窗式个别托盘的制作（图4-2-4A）。

（3）修正印模制取：将新型开窗式个别托盘放入患者口内试戴，调整𬌗支托，确保牙尖交错𬌗时，托盘各部件不产生咬合干扰（图4-2-4B）。接下来，对个别托盘进行边缘整塑，在托盘内注入流动性较好的硅橡胶印模材料，将托盘放入患者口内，确保其正确就位；同时，在𬌗堤上注入咬合记录硅橡胶。嘱患者进行牙尖交错𬌗，并行肌功能整塑，完成取模（图4-2-4C）。待硅橡胶凝固后取出印模，灌制超硬石膏模型，再使用仓式扫描设备扫描以获得数字化印模。可以看出，与初印模相比，新型开窗式个别托盘制取的修正印模中余留前牙的数据有部分缺失（图4-2-5）。

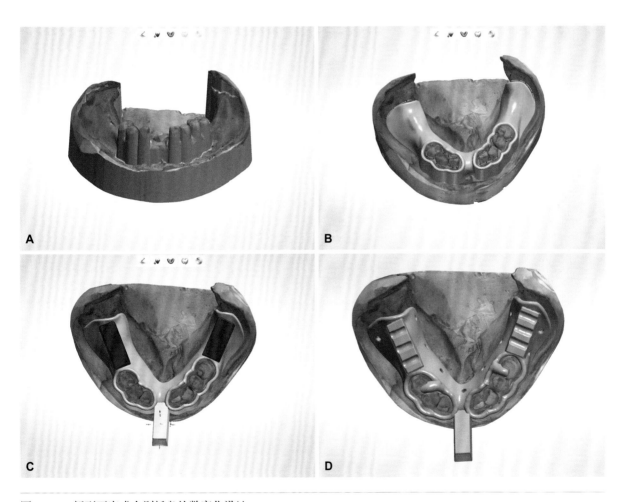

图4-2-3　新型开窗式个别托盘的数字化设计
A. 填充倒凹；B. 开窗设计；C. 增加𬌗堤结构（蓝色示）；D. 完成的新型开窗式个别托盘

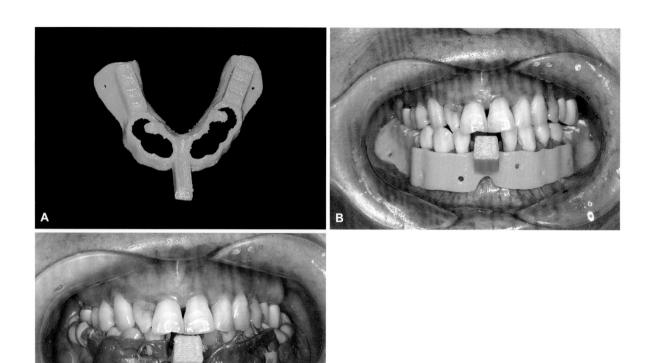

图 4-2-4　新型开窗式个别托盘制取修正印模
A. 3D 打印制作的新型开窗式个别托盘；B. 口内试戴；C. 制取修正印模

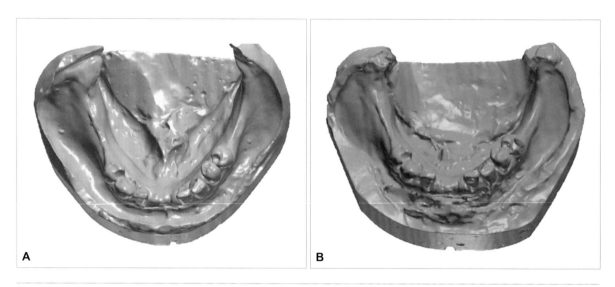

图 4-2-5　不同数字化模型对比
A. 初始数字化模型；B. 新型开窗式个别托盘制取的数字化模型

（4）数字化修正印模的构建：分别将初始和新型开窗式个别托盘制取的数字化模型导入软件，通过选取剩余牙齿外形特征点作为配准点，将两个模型进行配准。去除初始数字化模型游离端的黏膜数据，保留天然牙数据；去除新型开窗式个别托盘制取的数字化模型的天然牙数据，保留游离端牙槽嵴数据。然后将两者进行拼接，最终获得新型数字化修正印模（图4-2-6）。

（5）可摘局部义齿的数字化设计、制作和戴牙：在数字化修正模型的基础上，完成可摘局部义齿支架的CAD，使用SLM技术制作钛合金支架，常规排牙、充胶，完成可摘局部义齿（图4-2-7）。患者口内戴牙，应用贴合点指示剂检测基托组织面与黏膜的贴合性（图4-2-8）。

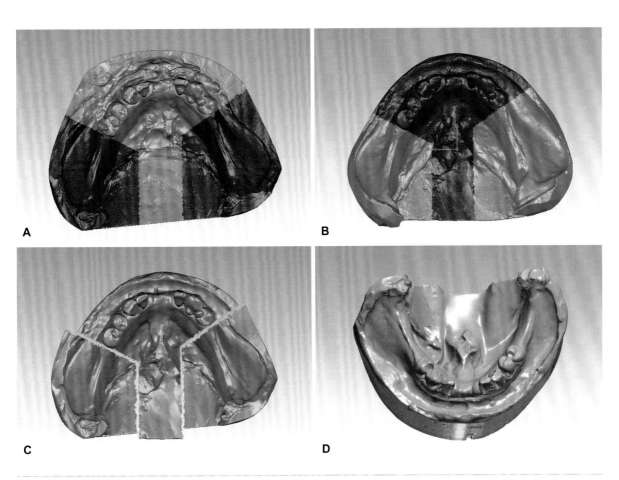

图4-2-6　新型数字化修正印模的构建

A. 保留的游离端黏膜信息；B. 保留的牙列信息；C. 数据拼接；D. 最终的数字化修正印模

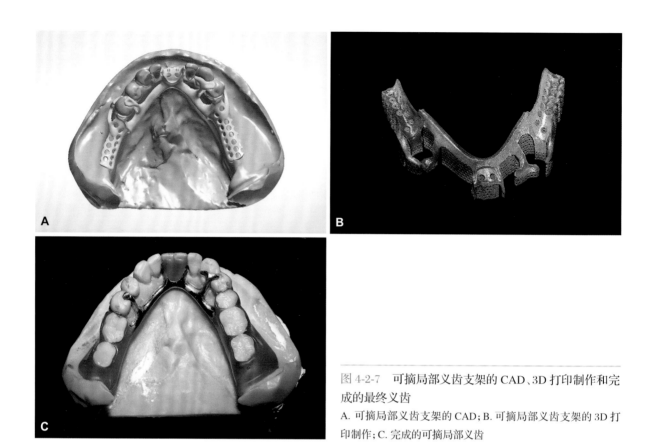

图 4-2-7　可摘局部义齿支架的 CAD、3D 打印制作和完成的最终义齿

A. 可摘局部义齿支架的 CAD；B. 可摘局部义齿支架的 3D 打印制作；C. 完成的可摘局部义齿

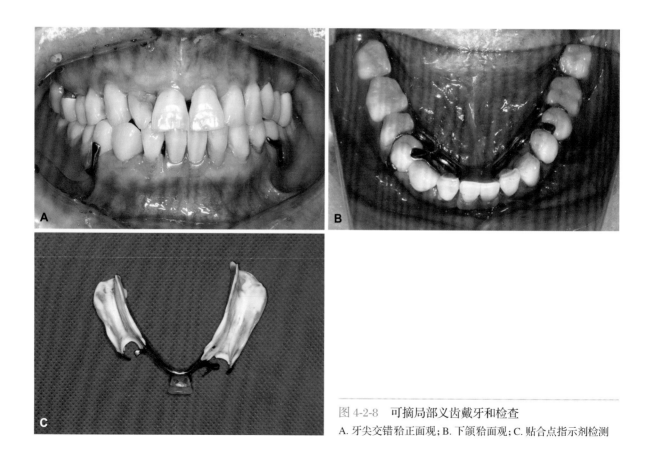

图 4-2-8　可摘局部义齿戴牙和检查

A. 牙尖交错𬌗正面观；B. 下颌𬌗面观；C. 贴合点指示剂检测

8. 讨论　对于 Kennedy Ⅰ类或Ⅱ类牙列缺损患者,在制取完初始印模后,通常需要进一步制取修正印模,为可摘局部义齿基托提供最大程度的组织支撑,避免对基牙产生不良杠杆力。但鉴于传统修正印模技术步骤繁琐、临床操作时间过长,且易产生误差导致修复失败,因此修正印模在临床中的实际应用并不多见。

针对这样的问题,我们对传统修正印模技术进行了创新,重新设计了配有𬌗堤结构的开窗式个别托盘,通过这种开窗式个别托盘,将牙尖交错位关系确定和修正印模制取两个步骤合二为一,简化了操作,实现了修正印模的快速制取。在此基础上,利用余留天然牙外形特征作为配准点,将初始和修正性印模进行拟合、分割、拼接,得到了数字化修正印模。

在实际运用过程中,应用新型个别托盘制取的修正印模的天然牙数据虽然不完整,但是外形特征点清晰可辨,不影响与初始模型的同名天然牙的数据配准精度。当然,这种方法目前仍需要医技人员在软件中进行手工配准、拟合与拼接,故最终工作模型的精度与其操作熟练程度存在一定的关系。针对这种情况,笔者团队已开始了专业软件的研发,以便进一步提高模型配准的便捷性和精度。此外,在新型数字化修正印模的基础上,进一步应用前述的“增材和减材”方法进行可摘局部义齿支架和牙冠的设计和制作,还可以减少蜡型、排牙及充胶过程所用的时间,但是需要与临床患者条件或需求相符。

综上所述,与传统方法相比,新型数字化修正印模技术达到了简化临床操作、缩短就诊时间的目的。此外,通过应用数字化技术进行黏膜部分的替换和拼接,进一步减少了人为因素导致的误差。后期还可进一步结合数字化设计和加工制作,形成游离端牙列缺损可摘局部义齿修复的“数字化印模-数字化设计-数字化制作”的全数字化流程。相比就诊 4~5 次、耗时大于 1 个月的传统方法,新方法只需要通过“初诊(初印模+颌位关系)+复诊(开窗式修正印模制取)+戴牙”3 次即可完成。

注:该内容已发表[J Am Dent Assoc,2020,151(4):297-302],该技术已获国家发明专利授权(201910485762.8),并完成技术转化。

(吴 江　赵湘辉)

参考文献

1. CARR A B,BROWN D T.McCracken 可摘局部义齿修复学.12 版.罗云,王敏,楼北雁,译.北京:人民军医出版社,2013.
2. 赵铱民.口腔修复学.8 版.北京:人民卫生出版社,2020.
3. WU J,CHENG Y,GAO B,et al.A novel digital altered cast impression technique for fabricating a removable partial denture with a distal extension.J Am Dent Assoc,2020,151(4):297-302.

第五章　数字化技术在牙列缺损特殊
病例口腔修复中的应用

在临床工作中,我们常会遇到一些特殊的患者,这些患者或因外伤、肿瘤等原因造成牙列缺损,并伴有口颌系统部分功能受限,导致患者无法通过传统方法完成牙列缺损的修复,影响生活质量。数字化技术在可摘局部义齿修复过程中呈现出高精度、高效率的特点,为治疗这类患者提供了新的思路和方向。本章选取了笔者团队在临床治疗中几个代表性的特殊病例,希望能给大家带来一些启示。

病例一　牙列缺损伴严重开口受限患者的数字化修复

患者,女性,56 岁,因旧义齿无法使用,前来就诊。

1. **主诉**　可摘局部义齿修复 10 年,现无法正常使用,要求重新修复。

2. **基本病史**　患者 10 年前因外伤造成口内多颗牙缺失,在外院行可摘局部义齿修复,现义齿磨损严重无法使用。患者否认心血管疾病、传染病等系统疾病史和药物过敏史,无吸烟史,平素体健。

3. **口内及口外检查**

(1)口内检查:口腔卫生状况良好,牙龈轻度萎缩,16、15、13—21、35、36、46 缺失,14、24 残根,断端平龈(图 5-1-1)。

(2)口外检查:患者开口受限明显,开口度仅 2 指,其余口颌系统检查未见明显异常。

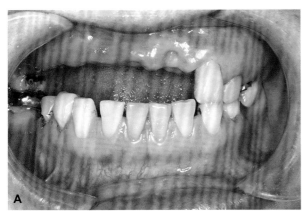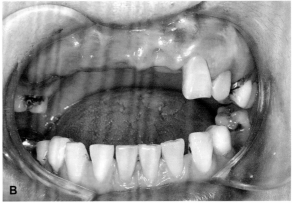

图 5-1-1　初诊检查口内照
A. 牙尖交错𬌗;B. 最大开口

4. 辅助检查　无。

5. 临床诊断　牙列缺损,开口受限。

6. 治疗计划　转口腔颌面外科会诊,明确能否行关节松动术,以扩大开口度。会诊意见:若行关节松动术,预计术后需要恢复 2~3 个月才能行义齿修复。患者因个人原因不接受手术治疗方案,仍希望直接进行可摘局部义齿修复。因此,采用数字化技术对该患者牙列缺损伴开口受限进行修复。

7. 临床操作

(1)牙体预备和数字化印模制取:在 17 和 25 近中预备𬌗支托凹,应用口内扫描设备对患者上颌牙列进行扫描,因患者存在开口受限,故无法获取完整的上颌数字化印模,最终仅获得了两部分数据(图 5-1-2)。以 17 作为配准标记,将两部分牙列数字化印模信息进行拟合,重建后获得较完整的数字化模型(图 5-1-3)。

(2)CAD/CAM:在合并后的模型上增加底座,并在此基础上进行可摘局部义齿支架的数字化设计。分别应用 SLM 和 SLA 技术制作钛合金可摘局部义齿支架和树脂模型。钛合金支架经去除支撑、常规抛光后,准确复位于模型上(图 5-1-4)。

(3)试戴和戴牙:将抛光处理后的可摘局部义齿钛合金支架于患者口内试戴、调𬌗,确保无早接触;同期完成排牙,并于患者口内试戴(图 5-1-5)。待患者对义齿蜡型满意后,常规装盒、充胶,完成新义齿的制作。通过与旧义齿对比,可以看到新义齿外形精美、小巧,患者配戴后舒适感强,摘取自如(图 5-1-6)。

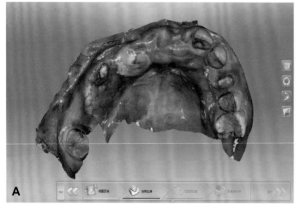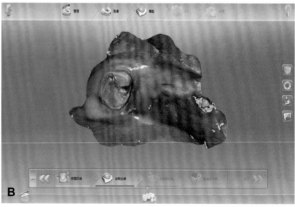

图 5-1-2　口内扫描获取的牙列数字化印模
A. 初次扫描;B. 局部扫描

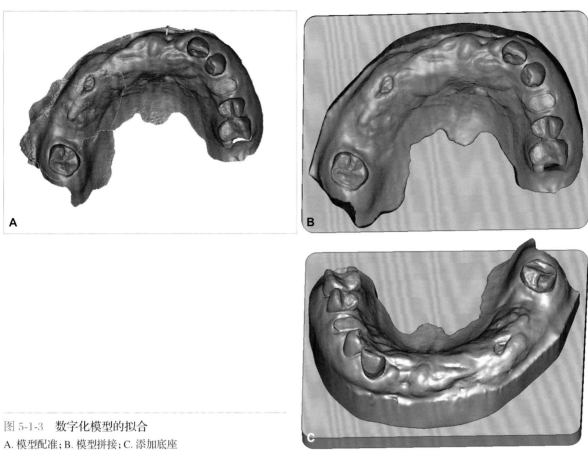

图 5-1-3　数字化模型的拟合
A. 模型配准；B. 模型拼接；C. 添加底座

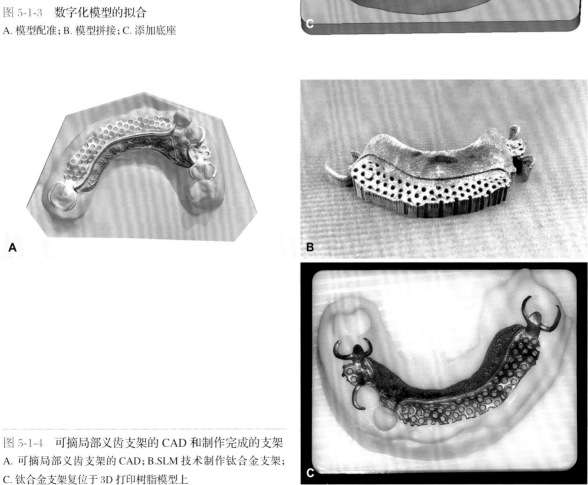

图 5-1-4　可摘局部义齿支架的 CAD 和制作完成的支架
A. 可摘局部义齿支架的 CAD；B.SLM 技术制作钛合金支架；
C. 钛合金支架复位于 3D 打印树脂模型上

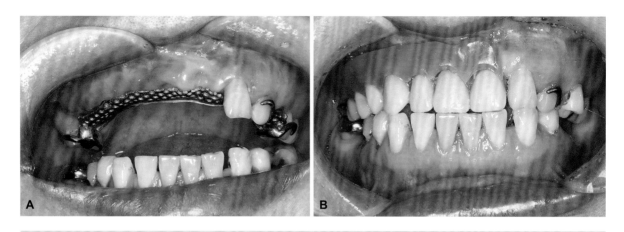

图 5-1-5　可摘局部义齿支架试戴和排牙
A. 支架试戴；B. 排牙后口内试戴

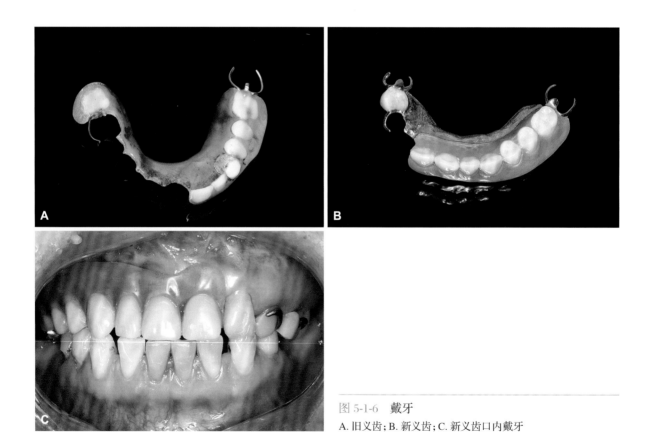

图 5-1-6　戴牙
A. 旧义齿；B. 新义齿；C. 新义齿口内戴牙

8. 讨论　对于开口受限患者，由于其开口度过小，在进行义齿修复时，如何能够成功地制取印模成为治疗的关键。对于本病例中的患者，在进行治疗前，笔者充分查阅了关于开口受限患者制取印模的国内外文献，其中代表方法为使用特殊制作、带铰链装置的分体式托盘，分别对两侧不同区域牙列进行印模制取，然后将分体式托盘合并，进而形成一个完整的印模。虽然该方法可用于开口受限患者印模的制取，但是由于需要分部制取，再通过托盘铰链结合拼接，操作不当容易造成模型拼接处出现较大误差，进而影响义齿制作的精度。此外，笔者虽然也曾尝试将传统商用托盘分割成两部分，分别对该患者进行印模制取，但是该患者开口度过小，即便是分割后的托盘，仍无法使用，故尝试运用口内扫描设备进行数字化印模制取。

在口内扫描过程中，由于患者开口度过小，加上扫描头尺寸的限制，因此无法完整地获取患者上颌的数字化印模，特别是部分右侧上颌后牙及腭侧黏膜信息存在缺失。针对这种情况，第二次对上颌右侧后牙进行了局部扫描，较为完整地获取了以 17 为中心的软、硬组织信息。接下来，以 17 作为配准标志，将两部分数字化印模数据进行匹配和拟合，最终获得了拼接后的上颌数字化印模。虽然部分腭侧黏膜信息仍存在缺失，但是就该病例而言，拼接后的数字化印模已足够完成可摘局部义齿的数字化设计与制作。

对于拼接后的印模，为了方便后期进行排牙、蜡型和充胶等步骤，所以在此基础上添加了底座，并应用 3D 打印技术（SLA）完成了树脂模型的制作。同时，应用 SLM 技术，直接完成可摘局部义齿钛合金支架的制作，去除支撑、抛光后，支架准确就位于模型上。通过口内试戴，印证了"口内扫描＋拼接"方法获取的数字化印模具有极高的精度，可以用于开口受限患者的印模制取。

本病例中，通过口内扫描、CAD 和 SLM 技术相结合，极大地提高了可摘局部义齿支架数字化设计和制作的效率，仅 10 天就完成了最终义齿的戴牙。此外，该方法可以有效降低口腔科技师的操作强度，以及因个体差异造成的可摘局部义齿支架的精度差异。最终义齿在口内的顺利就位，也印证了该技术的可靠性及有效性。

注：该内容发表［J Am Dent Assoc，2017，148（5）：338-341.］。

（吴江　赵雯）

病例二　牙列缺损/缺失伴严重开口受限的硬皮病患者的数字化修复

在上一病例中，笔者介绍了通过口内扫描技术，分别获取患者口内软、硬组织数据，通过同名余留牙配准，重建了数字化模型，并在此基础上进行了可摘局部义齿支架的 CAD，完成了义齿制作的过程。虽然过程比较复杂，尚可通过同名余留牙配准，实现模型重建，但是如果患者是多颗牙缺失、咬合关系丧失，并且同时患有硬皮病，伴严重开口受限，其印模制取的难度将进一步增加。笔者团队通过结合数字化技术和传统方式，成功完成了严重开口受限的硬皮病患者伴牙列缺失和缺损的修复。

患者,女性,56 岁,因口内多颗牙缺失数月,前来就诊。

1. **主诉** 口内多颗牙齿缺失数月,要求修复。

2. **基本病史** 患者数月来口内多颗牙齿缺失,未行口腔修复等治疗。患者否认心血管疾病、传染病等系统疾病史和药物过敏史,无吸烟史。自述颌面部皮肤发硬数年。

3. **口内及口外检查**

(1)口内检查:17—27、35—42 缺失,36 近中倾斜明显,43 伸长,余留牙牙龈轻度萎缩。

(2)口外检查:患者颌面部皮肤无明显弹性,开口受限明显,开口度仅约 25~27mm(图 5-2-1)。

4. **辅助检查** 无。

5. **临床诊断**

(1)硬皮病(与口腔遗传病科会诊)伴开口受限。

(2)牙列缺失(上颌)。

(3)牙列缺损(下颌)。

6. **治疗计划** 上颌全口义齿修复,下颌可摘局部义齿修复。鉴于患者病情复杂,无法通过传统印模技术或组合式托盘制取印模。为此,经与患者沟通,笔者团队尝试采用数字化技术完成修复。但是,该患者与前一个病例相比,除了开口度更小以外,更为困难的是上颌为无牙颌,无法像上一位患者一样,通过余留牙的匹配获取印模,而且没有稳定的颌位关系。因此,如何获得精确的印模与恰当的颌位关系,是该患者治疗的关键。

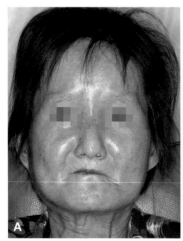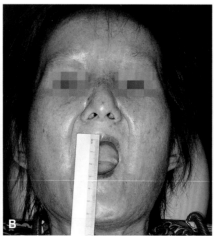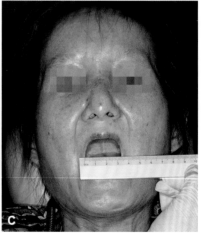

图 5-2-1 初诊检查正面照
A. 下颌姿势位;B、C. 最大开口位

7. 临床操作

（1）口内扫描制取初始印模：首先应用口内扫描设备对患者上、下颌的软、硬组织进行扫描，分别获取上颌无牙颌与下颌牙列缺损的数字化印模（图5-2-2）。可以看出，口内扫描获取的上、下颌数字化印模基本完整，但是仍有部分数据信息缺失。这可能是部分余留牙倾斜过大、黏膜数据位置靠后等，导致口内扫描时部分数据缺失。

（2）初始颌位关系确定：鉴于患者的颌位关系丧失，为了方便后期治疗，笔者将硅橡胶放置于患者口内，按照硅橡胶两步法的技术规范制取印模，尽可能覆盖患者全部牙列，初步确定了患者的基本正中关系位，并使用口内扫描将该硅橡胶印模转换为数字化印模（图5-2-3）。然后，分别将口内扫描获得的上、下颌数字化印模与数字化硅橡胶记录进行配准，弥补缺失的软、硬组织信息，以获得初始数字化正中关系位（图5-2-4）。

（3）制取功能性印模，确定正中关系位：在此基础上，使用软件设计第一副数字化诊断义齿，并应用SLA技术完成树脂诊断义齿的制作。患者第二次就诊，试戴诊断义齿，调整颌位关系至合适的位置，同时对诊断义齿的外形进行适当磨改、标记，并完成边缘整塑。通过闭口式印模技术制取功能性终印模，同时进行颌位关系的记录与转移（图5-2-5）。将制取的闭口式印模连同颌位关系记录一起，放入仓式扫描仪进行扫描，获取数字化印模。进一步以余留牙为配准标志点，与前期数字化印模进行数据拟合，补齐功能性印模缺失的数据，完成基于功能性印模的数字化模型构建，以及颌位关系的确定（图5-2-6）。

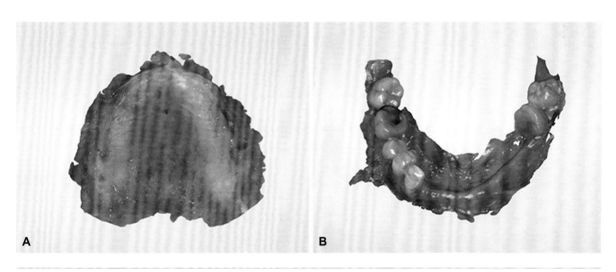

图5-2-2　口内扫描获取的牙列数字化印模
A. 上颌数字化印模；B. 下颌数字化印模

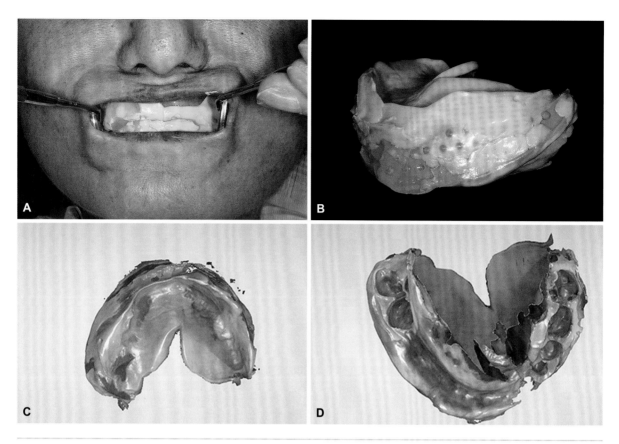

图 5-2-3　硅橡胶制取正中关系位及口外扫描

A. 制取正中关系位；B. 硅橡胶印模；C、D. 数字化硅橡胶记录

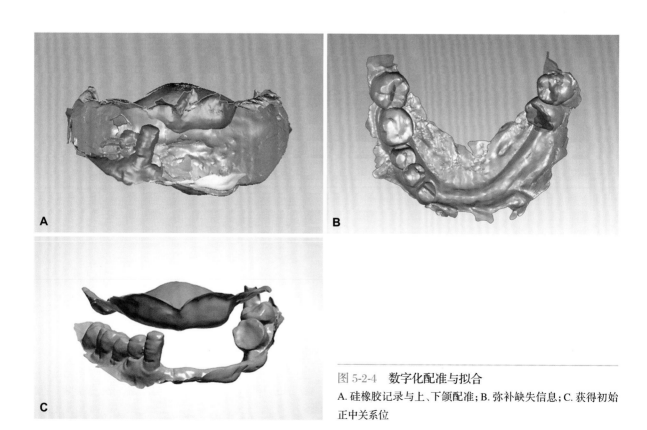

图 5-2-4　数字化配准与拟合

A. 硅橡胶记录与上、下颌配准；B. 弥补缺失信息；C. 获得初始正中关系位

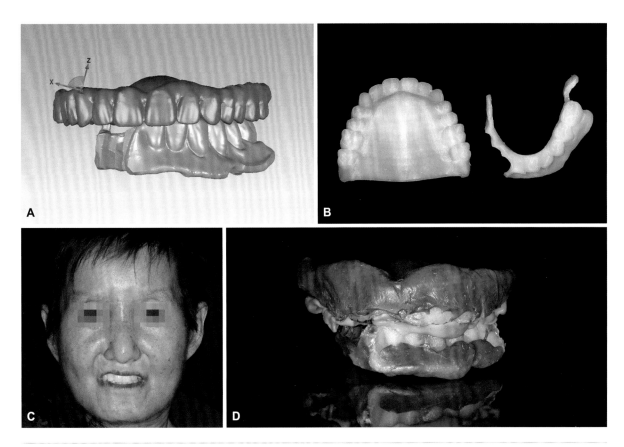

图 5-2-5　诊断义齿的设计制作与闭口式印模的制取

A. 诊断义齿的 CAD；B. 3D 打印制作诊断义齿；C. 口内试戴；D. 闭口式印模制取与颌位关系确定

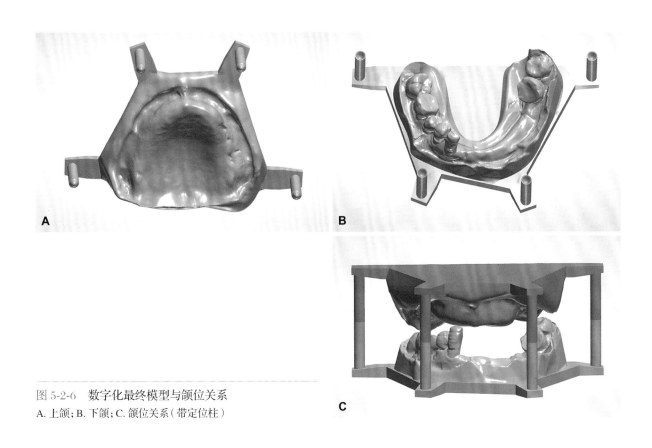

图 5-2-6　数字化最终模型与颌位关系

A. 上颌；B. 下颌；C. 颌位关系（带定位柱）

（4）可摘局部义齿支架的数字化设计与制作：在数字化功能性印模的基础上，完成第二副上颌全口诊断义齿、上颌金属基托和下颌可摘局部义齿支架的数字化设计，并使用3D打印技术完成树脂上颌全口诊断义齿、模型、钛合金基托和可摘局部义齿支架的制作（图5-2-7）。

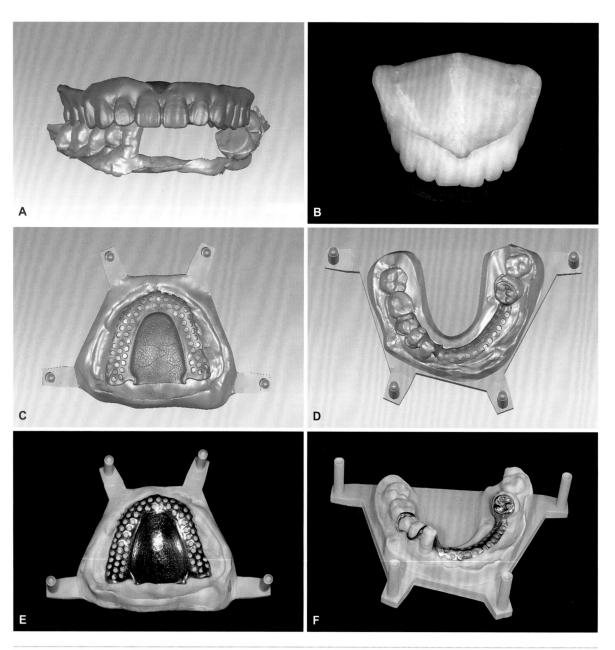

图5-2-7　诊断义齿、基板和支架的数字化设计与制作
A、B.诊断义齿的数字化设计与制作；C~F.基板和支架的数字化设计与制作

（5）诊断义齿和支架的试戴：患者配戴第二副上颌诊断义齿第三次就诊时，由医师对诊断义齿的固位、美学和颌位关系等情况进行评估和微调。待患者对上颌全口诊断义齿满意后，将下颌可摘局部义齿支架进行试戴、调𬌗，并再次确认最终颌位关系（图 5-2-8）。

（6）最终义齿的制作：将微调确认后的上颌全口诊断义齿放置于仓式扫描仪上扫描，转换为数字化信息。通过软件分离出上颌全口诊断义齿的牙列信息，包括前牙、左侧和右侧三部分。根据这三部分牙列信息，使用数控切削技术制作聚甲基丙烯酸甲酯（polymethyl methacrylate，PMMA）人工牙列。将上颌全口诊断义齿使用硅橡胶材料围模，并通过水浴法加热，取出变软的诊断义齿，将制备好的 PMMA 人工牙列塞入对应的空隙中；再将钛合金基托复位于硅橡胶围模内，通过充胶法完成上颌全口义齿的制作。采用常规充胶排牙，完成下颌钛合金支架可摘局部义齿的制作（图 5-2-9）。

（7）戴牙：患者第四次就诊，配戴上、下颌义齿，仅轻微调整咬合，自觉舒适感强，摘戴自如（图5-2-10）；2 周后，患者因局部压痛复诊，微调义齿后，压痛缓解；6 个月后复查，患者无任何不适症状，自觉咀嚼效果好，义齿稳定性和固位性均较佳。

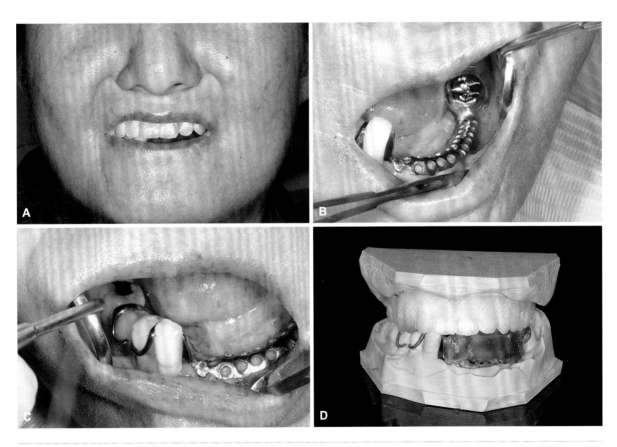

图 5-2-8　诊断义齿和支架口内试戴，颌位关系确定
A. 试戴第二副诊断义齿；B、C. 试戴可摘局部义齿支架；D. 颌位关系确定

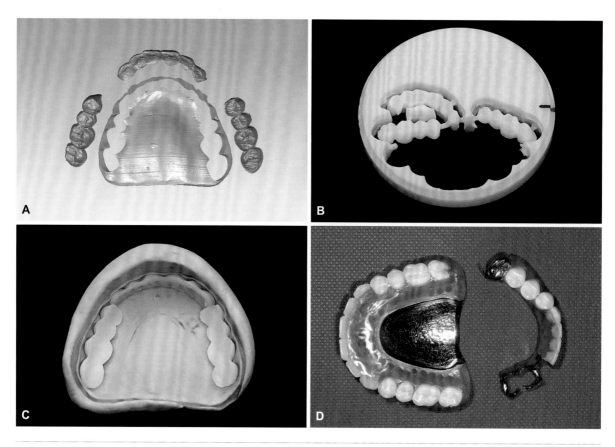

图 5-2-9　最终义齿的设计与制作

A. 分离诊断义齿的牙列信息；B. 切削 PMMA 树脂牙列；C. PMMA 牙列插入硅橡胶围模空隙；D. 制作完成的上、下颌义齿

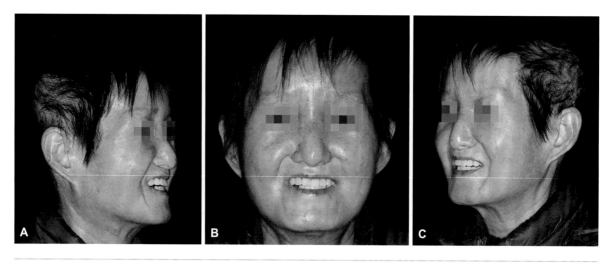

图 5-2-10　最终义齿戴牙

A. 右侧 45°侧面观；B. 正面观；C. 左侧 45°侧面观

8. 讨论　与上一病例中开口受限的患者不同的是,该患者本身患有免疫系统失调引发的硬皮病。这类患者随着年龄增长,口周皮肤逐渐变硬,进而造成开口严重受限。有文献显示,约80%的硬皮病患者都有口缩小的临床表现。这些患者因为开口受限问题,口腔卫生状况往往较差,存在不同程度的牙列缺损、龋病等。因此,在修复时,如何制取精确的印模是完成修复的关键。经检索文献,我们发现有部分学者是通过制作分裂式托盘完成印模的制取,并进行最终的修复,但是这种方法也并非适合所有严重开口受限患者。此外,这种分裂式托盘的制作和模型拼接,都需要花费较长时间,且拼接过程中容易出错。因此,选择合适的印模制取方法,对于这类患者的修复治疗具有极其重要的意义。

在上一病例中,笔者团队曾使用口内扫描技术和数字化拼接法,成功获取了开口受限患者的牙列缺损数字化模型,并进行了数字化设计和修复。由于本病例患者除了严重开口受限外,特殊之处还在于上颌是无牙颌,而下颌部分余留牙倾斜明显。因此,单纯使用口内扫描方法,无法获取上颌无牙颌在功能状态下的印模,而下颌因为部分余留牙倾斜严重,也无法获取完整的软、硬组织数据。面对这种复杂情况,需要创新性地通过口内扫描结合传统技术,才有望获取完整的功能性印模与颌位关系。

为此,笔者首先应用口内扫描技术初步获取了上、下颌初始数字化印模,然后通过硅橡胶两步法确定了初始颌位关系。采用该方法的好处是,在确定初始颌位关系的同时,还获取了部分上颌及下颌的软、硬组织信息。将硅橡胶印模扫描后的数据与口内扫描获取的数字化印模数据配准和拟合,获得了上、下颌较为完整的数字化初印模和初始颌位关系。在此基础上,进一步应用软件设计兼具个性化托盘功能的诊断义齿,并通过3D打印技术制作完成。在患者第二次复诊时,使用该诊断义齿,结合闭口式印模方法,不仅实现了上颌无牙颌功能性印模的制取,还进一步调整并确定了诊断义齿的外形和颌位关系。这样,通过数字化结合传统闭口印模技术,实现了数字化最终印模的制取与颌位关系的确定。

接下来,应用数字化技术设计了第二副上颌全口诊断义齿、上颌全口基托和下颌可摘局部义齿支架,并使用3D打印技术分别制作了第二副树脂诊断义齿,上颌全口义齿钛合金基托、下颌可摘局部义齿钛合金支架和树脂模型。在第三次复诊时,患者试戴上颌钛合金基托与下颌可摘局部义齿支架,确认就位顺利。再次试戴第二副上颌诊断义齿,精确调整咬合,使用蜡条与下颌可摘局部义齿支架形成稳定的颌位关系。将微调后的诊断义齿再次扫描形成数字化文件,分离牙列的数据信息。通过切削的方法制作了三段PMMA牙列。这样做的目的是,可以最大程度地复制第二副诊断义齿微调咬合后人工牙的𬌗面形态,减少最终义齿戴牙时的临床调𬌗时间,带给医患双方最佳的体验。

综上所述,笔者在口内扫描的基础上,通过硅橡胶初始咬合记录、诊断义齿闭口式传统印模技术,结合数字化配准与拟合,成功地为这位严重开口受限伴硬皮病的患者制取了上颌无牙颌数字化功能性印模和下颌数字化印模,进而通过CAD/CAM及3D打印技术精确地完成了义齿的制作,具有极佳的临床使用效果。

注:该内容已发表[J Am Dent Assoc, 2020, 151(9):684-690.]。

（吴江　张燕）

病例三　颞下颌关节紊乱病患者的数字化稳定型咬合板治疗

患者,男性,30 岁,因颞下颌关节弹响、疼痛及关节绞锁前来就诊。

1. **主诉**　双侧颞下颌关节弹响伴关节绞锁 1 年余,左侧关节疼痛 1 个月。

2. **基本病史**　患者双侧颞下颌关节弹响、关节绞锁 1 年余,近 1 个月以来左侧颞下颌关节疼痛,疼痛初期曾伴有开口受限,近 2 周开口度恢复,自述曾有咬硬物诱因。

3. **口内及口外检查**

（1）口内检查:牙列式为 17—28,37—48。上、下颌中线齐,前牙浅覆𬌗、浅覆盖,安氏 I 类。全口牙列轻度磨耗。其余检查未见明显异常(图 5-3-1)。

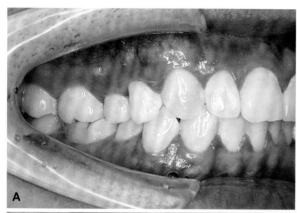

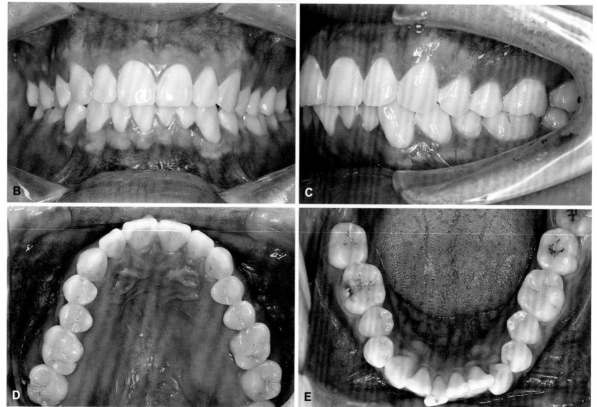

图 5-3-1　患者口内照
A. 右侧面观;B. 正面观;C. 左侧面观;D. 上颌𬌗面观;E. 下颌𬌗面观

（2）口外检查：面部较对称，开口型稍左偏，最大自主开口度为50mm。双侧髁突动度一致，双侧颞下颌关节开口初、闭口末、前伸及侧方运动时弹响，左侧颞下颌关节压痛（+），咀嚼时疼痛（±）。

4. 辅助检查　双侧颞下颌关节螺旋CT显示，患者左侧颞下颌关节后移位，双侧颞下颌关节髁突及关节窝骨质未见明显异常（图5-3-2）。

5. 临床诊断　颞下颌关节紊乱病。

6. 治疗计划

（1）下颌数字化咬合板治疗。

（2）热敷、激光理疗及药物治疗。

7. 临床操作

（1）数字化印模制取：临床使用藻酸盐印模材料制取患者上、下颌印模，灌注为石膏模型，随后使用仓式扫描仪扫描生成数字化模型（图5-3-3A）。

（2）数字化咬合板的计算机辅助设计：在设计软件中创建订单，其中设置上颌为对颌牙，下颌为咬合板牙列，咬合模式为对颌。分别输入前述上、下颌数字化模型，并设置数字化𬌗架的咬合抬高2.4mm，侧方髁导为10°，前伸髁导为35°，迅即侧移为5°（图5-3-3B）。随后进行填补倒凹、框选咬合板边缘线、生成咬合板、𬌗面静态调𬌗及进行必要的外形调整光滑处理，最终将设计好的咬合板输出为STL格式文件（图5-3-4）。

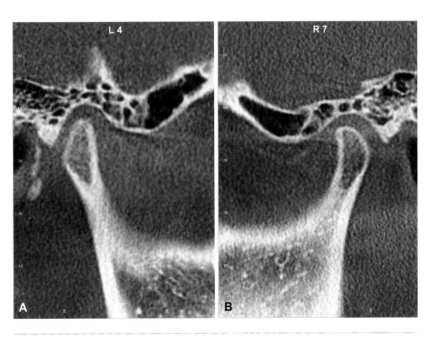

图5-3-2　双侧颞下颌关节螺旋CT
A. 左侧颞下颌关节；B. 右侧颞下颌关节

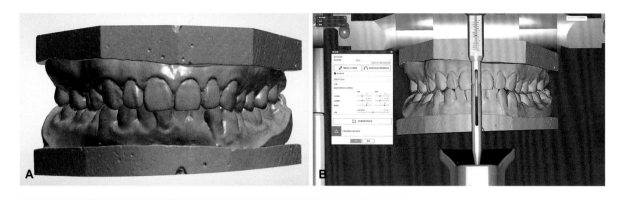

图 5-3-3　患者数字化模型
A. 上、下颌牙列模型；B. 上、下颌牙列咬合抬高

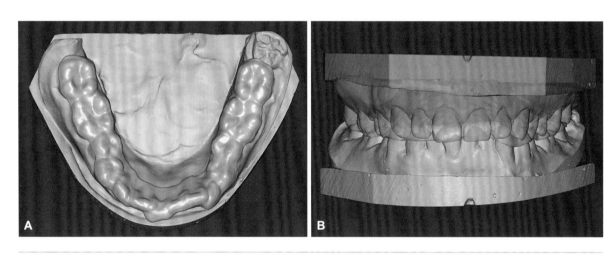

图 5-3-4　咬合板的 CAD
A. 咬合板𬌗面观；B. 咬合板正面观

（3）3D 打印制作咬合板：将上述咬合板文件导入 3D 打印机中，层厚为 0.1mm。为避免软件在咬合板咬合面及组织面添加大量支撑结构，此处咬合板设置为唇侧朝向工作台的垂直放置模式。随后软件自动进行添加支撑、分层等处理（图 5-3-5），并完成咬合板的 3D 打印制作。

使用专用工具，将制作完成后的咬合板从工作平台上取下（图 5-3-6A），使用无水乙醇彻底去除咬合板表面多余的未固化树脂材料，完成后置于室温中干燥。随后再进行光固化处理，此时的咬合板才能达到相应的生物安全性和理化性能（图 5-3-6B）。最后使用低速涡轮机去除咬合板上的支撑结构，打磨抛光，完成后送至临床，进行口内试戴及调整。

（4）临床应用与复诊：临床试戴后可见，咬合板在口内下颌牙列上适合性较佳，固位力良好。使用 100μm 咬合纸检测其咬合情况，可见咬合板双侧后牙区咬合点分布很均匀，咬合力大小均衡，完全满足临床使用要求（图 5-3-7）。嘱患者全天戴用咬合板，不适随诊。

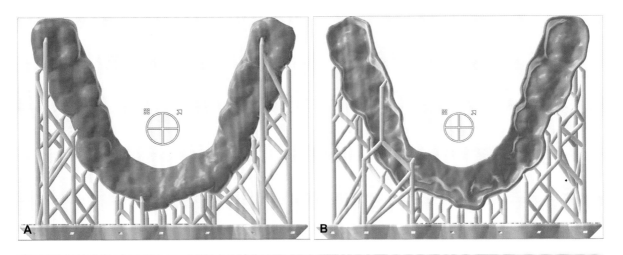

图 5-3-5　咬合板添加支撑
A. 前视图；B. 后视图

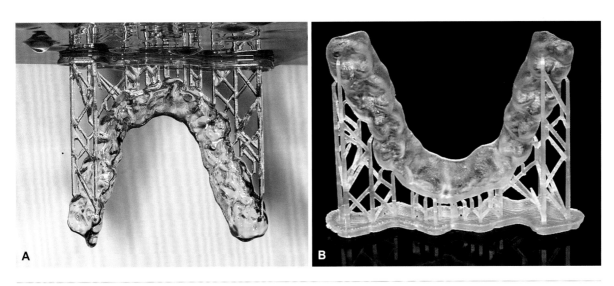

图 5-3-6　3D 打印咬合板
A. 咬合板位于工作平台上；B. 咬合板后处理完成

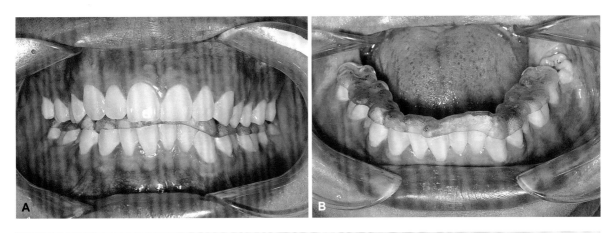

图 5-3-7　咬合板就位于口内
A. 咬合板口内正面观；B. 咬合板适合性及咬合良好

术后 1 个月复诊,患者关节区压痛减轻,咀嚼时疼痛明显缓解,双侧关节弹响声音减轻,弹响频率降低,开口型左偏稍好转。术后 3 个月复诊,患者关节区疼痛完全消失,关节弹响基本消失,偶有咬硬物时轻声弹响,开口型恢复正常。

8. 讨论　咬合板是治疗颞下颌关节紊乱病与磨牙症的常用方法之一,对于治疗颞下颌关节紊乱病和咀嚼肌疼痛的有效率高达 80%~90%,开口受限的有效率为 80%,关节弹响的有效率为 40%。其机制主要是解除𬌗干扰,降低肌紧张程度,缓解关节内压。咬合板也是目前磨牙症最常用的治疗方式,可有效防止磨牙噪声、降低升颌肌群特别是咬肌的紧张度、减少牙齿的非正常磨损和牙周组织创伤等。咬合板治疗应用历史较长,且患者耐受良好,同时具有患者可自行摘戴和便于携带等优点。

目前,常用的咬合板的制作方法主要包括 3 种。①热凝法:即临床制取上、下颌模型及咬合关系,随后根据咬合关系将上、下颌模型上𬌗架,技工中心制作上颌或下颌单颌热凝树脂咬合板。②压膜法:即直接制取上、下颌石膏模型,随后进行单颌正压或负压压膜制作透明树脂咬合板,再将𬌗面堆砌了自凝树脂的咬合板就位于患者口内相应上颌或下颌牙列上,根据临床治疗目的,嘱患者咬合于牙尖交错位或前伸位,随后取出咬合板并于口外凝固,初步调磨后,再次置于口内直接进行咬合调整。③数控切削法:制取上、下模型及相应咬合关系,技工中心使用扫描仪扫描成数字化模型,随后在 CAD 软件上设计出相应的数字化咬合板,最后通过数控车床在透明树脂盘上切削出相应的咬合板。

前述方法均存在相应的缺点:①方法一制作周期长,制作过程较为繁琐。②方法二需要在患者口内使用自凝树脂重衬,自凝树脂刺激性较大,患者体验不佳;另外,自凝树脂与原压膜咬合板并非同一整体,有脱落风险。③方法三为减材制造,材料浪费较多,且无法回收。本病例中介绍的 3D 打印咬合板的具体方法及临床应用,制作较为高效,节约材料,临床操作简便,节约椅旁操作时间,且患者体验较好。

目前国内外关于数字化咬合板的研究较为有限,有国外学者探索了全数字化密歇根咬合板的制作流程,结果发现咬合板的适合性、固位力及咬合接触良好,与本病例结果相似。此外,也有国外学者报道了一例使用下颌运动轨迹描记仪结合 CBCT 及数字化模型制作数字化咬合板的病例,探讨了该技术的相关流程。然而,以上两位学者并未对该咬合板的临床应用效果进行研究。本病例通过数字化𬌗架,使用通用参数进行咬合设计,制作完成的咬合板,于临床试戴发现适合性及咬合接触良好,且患者戴用后疗效显著,但是采用相同方法设计制作的多数咬合板,还须在临床上进行适当的咬合调整。后期拟采用电子面弓精确获取患者的个性化下颌运动数据进行咬合设计,以期降低临床咬合调整的难度。

3D 打印制作咬合板为临床提供了一种更高效、精确的选择,因其制作简便、椅旁操作时间短、患者体验好等优势,目前已经逐渐在临床推广使用。

（刘一帆　郑秀丽）

病例四　数字化技术制作牙周夹板的临床应用

数字化技术因具有精度高、受人为因素干扰小的特点,可以精确地制作各类修复体,并在临床上进行了广泛应用,获得了较好的效果。除常规修复外,还可以进行其他特殊类型修复体的设计与制作。

患者,女性,52岁,因牙周疾病就诊,已在牙周科完成系统治疗。

1. **主诉**　牙周系统治疗后2个月,要求制作牙周夹板。

2. **基本病史**　患者近半年来自觉咬合无力,牙齿出现松动等现象。2个月前在我院牙周科行牙周系统治疗,并拔除部分松动牙齿。患者否认心血管疾病、传染病等系统疾病史和药物过敏史,无吸烟史,平素体健。

3. **口内及口外检查**

(1)口内检查:口腔卫生状况良好,牙龈萎缩,17、37、31、41、47缺失,31、41缺牙间隙过小,仅约3mm。下颌牙齿多数有Ⅰ度松动,其余检查未见明显异常(图5-4-1)。

(2)口外检查:患者开口度正常,开、闭口时颞下颌关节无明显弹响。

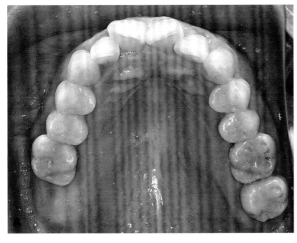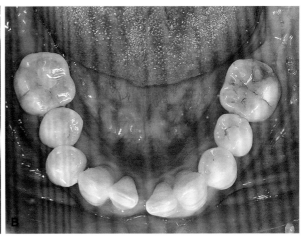

图5-4-1　初诊检查口内照
A. 上颌𬌗面观;B. 下颌𬌗面观

4. 辅助检查　全口牙位曲面体层片显示,患者下颌余留牙牙槽骨Ⅰ~Ⅱ度吸收,46根管充填良好（图5-4-2）。

5. 临床诊断　牙周炎,牙列缺损。

6. 治疗计划　患者已经过完善的牙周治疗,缺失牙暂不愿进行修复,结合牙周科的意见综合考虑,为患者制作下颌牙周夹板,以期维护牙周治疗效果。

7. 临床操作

（1）牙体预备和数字化印模制取:使用高速涡轮手机对过大的牙齿倒凹进行微调（图5-4-3）,通过口内扫描获取患者上、下颌数字化印模,以及数字化牙尖交错𬌗关系（图5-4-4）。

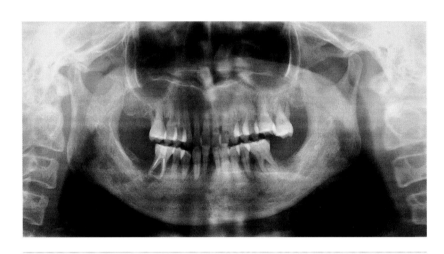

图5-4-2　全口牙位曲面体层片

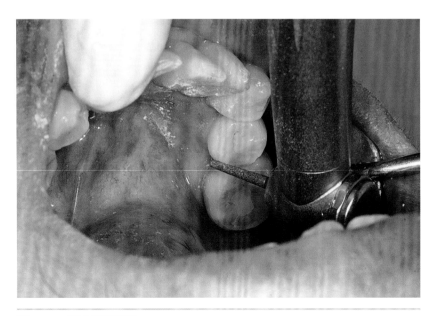

图5-4-3　调改牙齿倒凹

（2）CAD/CAM：在下颌数字化模型的基础上，进一步调整就位道方向，标记导线位置，并自动填补倒凹（图5-4-5）。在此基础上，完成数字化牙周夹板的设计（图5-4-6）。接下来，应用3D打印技术直接制作钛合金牙周夹板和树脂模型（图5-4-7），可以看出牙周夹板制作精良，与模型密合，且连续卡环均位于牙冠的导线上。

（3）戴牙：患者配戴3D打印钛合金牙周夹板（图5-4-8），牙周夹板与牙齿之间密合，固位效果较好，患者摘取自如，舒适性佳。

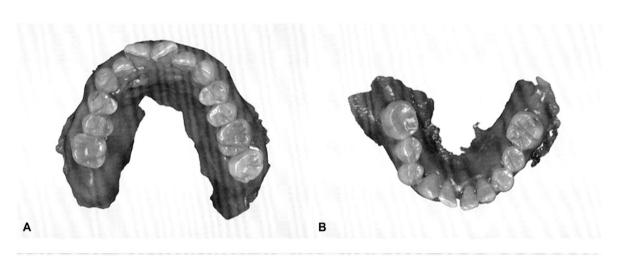

图5-4-4　口内扫描获取牙列数字化印模

A. 上颌殆面观；B. 下颌殆面观

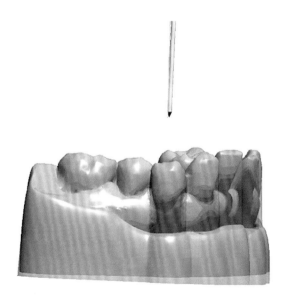

图5-4-5　导线标记

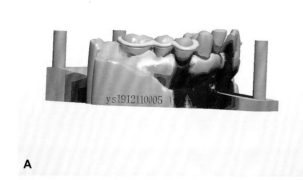

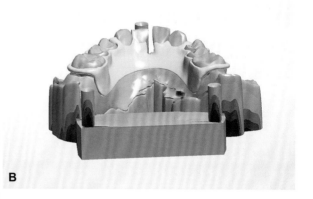

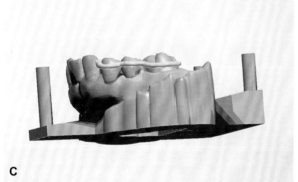

图 5-4-6　牙周夹板的 CAD
A. 右侧面观；B. 后面观；C. 左侧面观

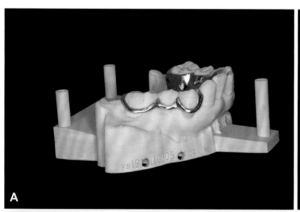

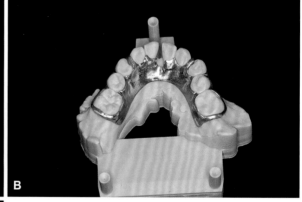

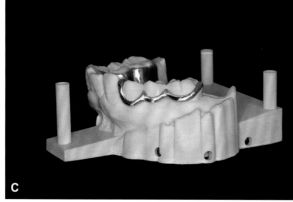

图 5-4-7　3D 打印钛合金牙周夹板
A. 右侧面观；B. 后面观；C. 左侧面观

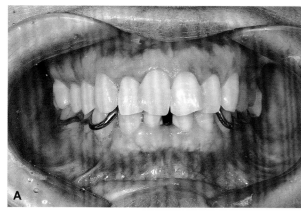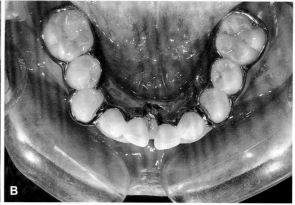

图 5-4-8　可摘局部义齿支架试戴和排牙

A.正面观；B.殆面观

8. 讨论　牙周炎患者经过完善的牙周治疗后,若无缺失牙齿,通常需要在此基础上进行牙周夹板治疗,用于维持牙周治疗效果,防止牙齿进一步松动。除了通过结扎带＋光固化行牙周外固定以外,还可以通过夹板式固定桥,或者可摘局部义齿等修复方法进行。

该患者虽然经过完善的牙周序列治疗,但是从影像学检查结果来看,下颌牙槽骨仍存在Ⅰ~Ⅱ度吸收。以当前状况,仍需要半年后进行牙周复查,并确定进一步治疗方案。因此,针对该患者,建议通过可摘局部义齿式牙周夹板进行牙周固定,待半年后复查情况,再确定后续治疗方案。

传统的可摘局部义齿式牙周夹板,首先需要制取印模,然后在灌制的石膏模型上按照就位道方向进行导线测绘。接下来根据描绘的导线,弯制卡环或在耐火模型上进行卡环蜡型的制作和铸造包埋。虽然该方法在临床应用较广,但是也存在一定的局限性。首先是印模制取,由于牙周病患者大部分都存在牙龈萎缩,龈乳头充盈丧失,存在"黑三角"。因此在取模时,会造成印模质量下降,甚至脱模,影响后续修复体的制作精度。其次是在手工测量导线时,也存在一定的误差。最后是在制作固位体时,特别是弯制的卡环,其往往无法完全与导线外形一致,且在弯制过程中,需要多次在模型上进行比对,也容易损坏石膏模型,进而造成卡环与天然牙之间密合性不佳,影响牙周夹板的治疗效果。虽然通过蜡型和精密铸造技术可以提高修复体的质量,但是抛光后处理等也会造成修复体的精度损失。

在本病例中,为了尽可能减少取模、导线测绘和制作环节中所产生的误差,笔者通过应用口内扫描技术,快速准确地获得了患者的牙粉信息,构建了数字化模型。进一步结合 CAD 软件,确定了导线的位置,并完成了可摘局部义齿式牙周夹板的数字化设计。通过应用 3D 打印技术直接制作钛合金牙周夹板,在提高效率的同时,保证了修复体的精度。

（张春宝　吴江）

病例五　数字化技术在传统可摘局部义齿修复失败病例中的应用

使用传统技术制作的可摘局部义齿,由于患者咬合、制作工艺等因素,使用一段时间后会出现基牙折断、基板断裂等现象,即使使用金属基托或大连接体,这些现象也常会发生于金属与树脂结合部,导致患者反复就诊。鉴于这些情况,笔者尝试通过全新的数字化技术解决上述问题。

患者,男性,88岁,因上颌可摘局部义齿反复折断,无法使用,要求重新修复。

1. 主诉　可摘局部义齿修复后反复折断数次,要求重新修复。

2. 基本病史　患者上颌可摘局部义齿戴牙1年来,基板多次折断,修理后仍无法彻底解决。患者否认心血管疾病、传染病等系统疾病史和药物过敏史,无吸烟史,平素体健。

3. 口内及口外检查

(1)口内检查:患者口腔卫生状况良好,牙龈萎缩,13—17、21、24—27缺失,11、12松动Ⅰ度,22、23残根,已行根管治疗并覆盖基牙,下颌牙齿无明显松动和缺失(图5-5-1)。患者旧义齿基板可见多个折裂线,并有多次修理痕迹(图5-5-2)。

(2)口外检查:患者开口度正常,开、闭口时颞下颌关节无明显弹响,其余检查未见明显异常。

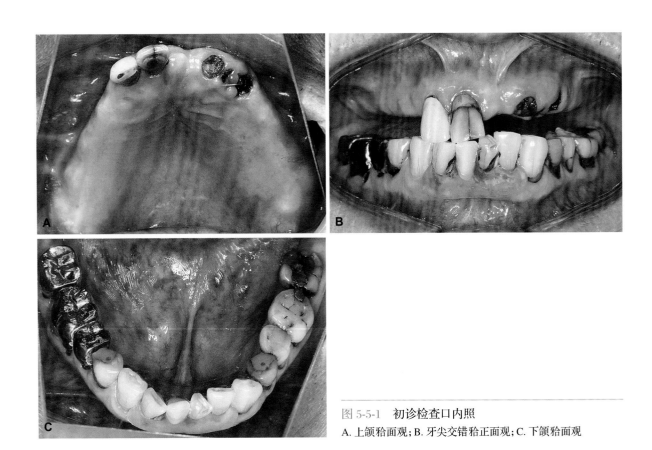

图 5-5-1　初诊检查口内照
A. 上颌𬌗面观;B. 牙尖交错𬌗正面观;C. 下颌𬌗面观

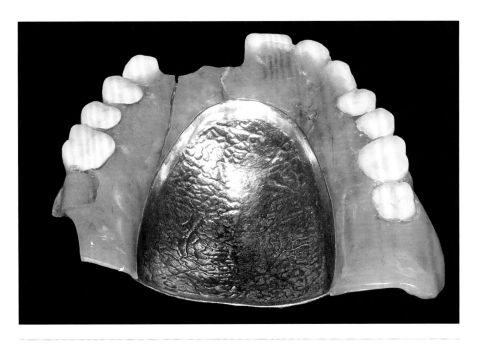

图 5-5-2　旧义齿

4. 辅助检查　无。

5. 临床诊断　牙列缺损,残根。

6. 治疗计划　应用数字化技术重新设计并完成上颌可摘局部义齿。

7. 临床操作

（1）数字化印模制取和颌位关系确定:常规藻酸盐印模材料制取上、下颌初印模,制作光固化树脂个别托盘;使用边缘整塑蜡,行常规边缘整塑,制取精细印模,并围模灌注石膏模型;制作光固化恒基板,转移并确定颌位关系。扫描上、下颌模型及颌位关系,生成数字化模型(图 5-5-3)。

（2）CAD/CAM:将数字化模型及咬合关系导入可摘局部义齿设计软件,进行可摘局部义齿支架的设计。鉴于患者曾多次将传统方法制作的可摘局部义齿基板与树脂交界处咬折裂。因此,本病例在进行可摘局部义齿大连接体设计时,重点对该处进行了全新设计,即将容易折断的树脂与钛基托结合部位,改成了"全钛基托 + 基牙预备体"的新型设计方式,同时进行唇侧表面粗化设计,设计完成后的新型上颌可摘局部义齿支架如图 5-5-4 所示。

应用 SLM 技术完成钛合金支架的制作,应用数控切削技术完成 13—17、21—27 树脂牙冠的制作。牙冠在支架基台上就位良好,使用树脂增强型玻璃离子水门汀将牙冠粘固在支架预备体上,在 13、14、21—24 唇侧基托处进行烤塑处理,模拟牙龈外形和颜色(图 5-5-5)。

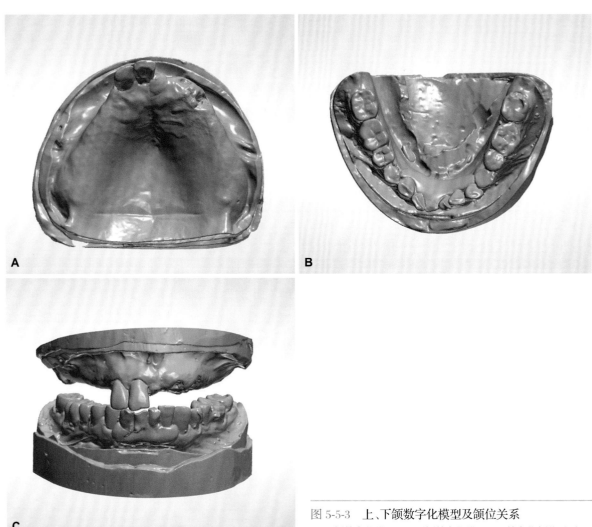

图 5-5-3　上、下颌数字化模型及颌位关系
A. 上颌数字化模型；B. 下颌数字化模型；C. 数字化颌位关系

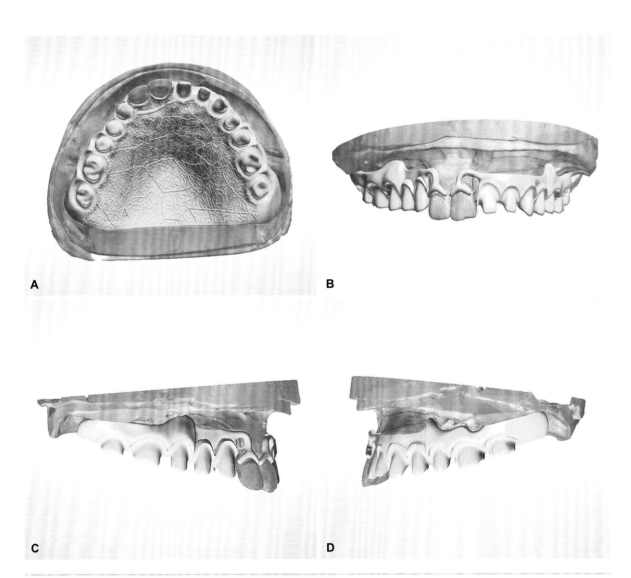

图 5-5-4　全口义齿新型数字化设计

A.𬌗面观；B.唇面观；C.右侧面观；D.左侧面观

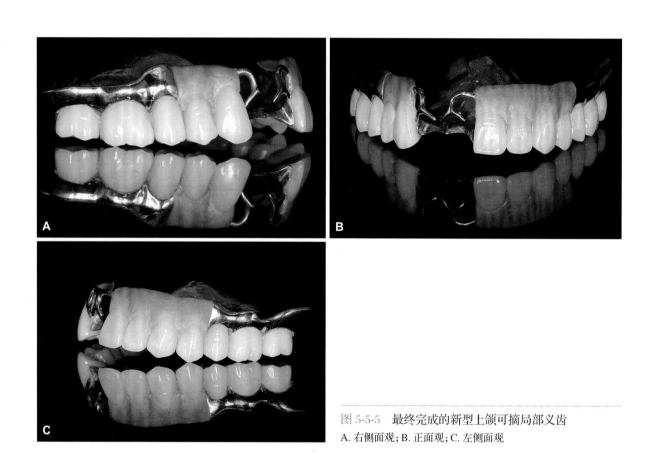

图 5-5-5　最终完成的新型上颌可摘局部义齿
A. 右侧面观；B. 正面观；C. 左侧面观

针对该患者,笔者还制作了一副传统可摘局部义齿,并就其质量与新型可摘局部义齿进行了称重对比(图 5-5-6)。可以看出,新型可摘局部义齿质量仅略微高于传统制作的义齿。

(3)临床戴牙:患者配戴新型上颌可摘局部义齿(图 5-5-7)。新义齿就位顺利,无翘动、摆动等现象。经调殆、抛光后,患者无任何不适,常规医嘱。患者配戴后半年、1 年及 3 年后复诊,无任何不适,且义齿无损坏(图 5-5-8)。

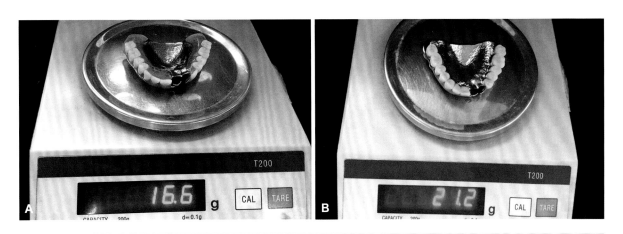

图 5-5-6 传统和新型方法制作的可摘局部义齿称重对比
A. 传统方法制作的可摘局部义齿;B. 数字化技术制作的新型可摘局部义齿

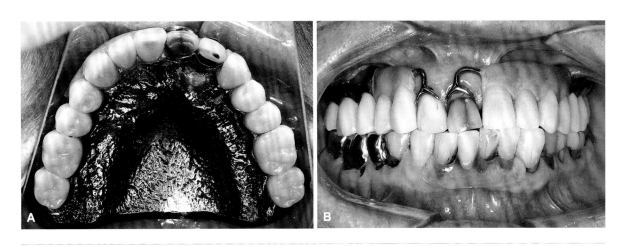

图 5-5-7 新型上颌可摘局部义齿戴牙
A. 殆面观;B. 牙尖交错殆正面观

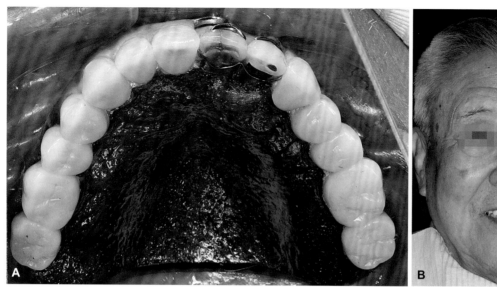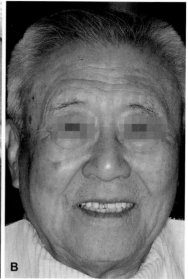

图 5-5-8　新型可摘局部义齿戴牙 3 年后复诊
A. 𬌗面观；B. 正面微笑照

8. 讨论　对于单颌缺失牙数量过多，且对颌牙齿缺失较少甚至不缺失的患者，在进行可摘局部义齿修复时，常会遇到义齿配戴一段时间后因基板折裂而复诊修理的问题。即便是采用铸造金属基板，在树脂基托与金属大连接体相连的部位，这个问题仍不可避免。而且，即便对折裂处进行修补，使用一段时间后仍会出现折裂，导致患者反复就诊，且问题无法得到最终解决。其主要原因在于对颌牙为天然牙，咬合力较大。使用一段时间后，树脂牙逐渐磨损，易造成咬合应力主要集中于前牙区；再加上长时间的咬合撞击 + 树脂老化，便会出现义齿基托处折裂的问题。即便是使用金属基板的可摘局部义齿，在树脂与金属基板结合的位置也是折裂常常发生的地方，就如同本病例中患者的情况。

为了解决义齿基托反复折裂的问题，笔者通过数字化设计对可摘局部义齿基托进行了创新性的改进，构建了具有基台结构的新型可摘局部义齿基托，并应用"增材和减材"复合技术制作了全新的可摘局部义齿。该新型可摘局部义齿放弃了传统的"金属基托 + 树脂基板"结构，改为全金属基托设计，避免了树脂与金属基托连接处因树脂老化或咬合应力集中导致的折裂现象的发生。患者配戴义齿三年后，使用情况良好，新型可摘局部义齿无任何损坏。此外，笔者还比较了新型可摘局部义齿与传统可摘局部义齿的重量差异。从结果来看，新型可摘局部义齿仅比传统方法制作的义齿重约 4.6克，且从患者使用情况反馈来看，新型可摘局部义齿使用舒适，完全满足临床使用要求。因此，在单颌大面积缺牙，且对颌牙多为天然牙的可摘局部义齿修复患者中，基于数字化的新型可摘局部义齿可有效避免因基托折裂而损坏的问题。

（张　燕　高　勃）

参考文献

1. MCARTHUR D R，TURVEY T A.Maxillary segmental osteotomies for mandibular removable partial denture patients.J Prosthet Dent，1979，41（4）：381-387.

2. WU J，LI Y，ZHANG Y.Use of intraoral scanning and 3-dimensional printing in the fabrication of a removable partial denture for a patient with limited mouth opening.J Am Dent Assoc，2017，148（5）：338-341.

3. CURA C，COTERT H S，USER A.Fabrication of a sectional impression tray and sectional complete denture for a patient with microstomia and trismus：a clinical report.J Prosthet Dent，2003，89（6）：540-543.

4. GARNETT M J，NOHL F S，BARCLAY S C. Management of patients with reduced oral aperture and mandibular hypomobility（trismus）and implications for operative dentistry.Br Dent J，2008，204（3）：125-131.

5. MCCORD J F，MOODY G H，BLINKHORN A S. Overview of dental treatment of patients with microstomia. Quintessence Int，1990，21（11）：903-906.

6. LUEBKE R J.Sectional impression tray for patients with constricted oral opening.J Prosthet Dent，1984，52（1）：135-137.

7. CURA C，COTERT H S，USER A.Fabrication of a sectional impression tray and sectional complete denture for a patient with microstomia and trismus：a clinical report.J Prosthet Dent，2003，89（6）：540-543.

第六章　数字化技术在可摘局部义齿修复中的应用前景

第一节　数字化技术在口腔修复中的应用现状

随着信息科技的不断发展,数字化技术在口腔修复中的应用已经从单纯的设计制作修复体,扩展到包括数字化印模、数字化面弓和和数字化种植等在内的多个领域。

口内扫描＋椅旁 CAD/CAM 技术,作为在口腔修复中应用最广的数字化技术,在单个牙冠、嵌体或贴面的治疗中已经可以实现"当天就诊,当天修复",显著提高了临床诊疗效率与精度。特别是口内扫描技术的应用,不仅实现了印模的快速制取,而且使患者的就诊舒适度与满意程度,也较传统方式得到了极大的改善。

数字化面弓则是在解剖面弓、机械运动面弓的基础上,借助于数字化手段将咀嚼器官的功能运动准确地复制、记录,并加以分析,其不仅便于医患交流及指导技师制作更为精良准确的修复体,而且可在复杂牙列缺损咬合重建结束时进行咬合评估,以确保修复的精确、稳定与持久。

近年来,种植义齿修复技术与数字化技术的结合也越来越紧密。借助 CBCT 和专业软件,医师可进行术前模拟。通过术中应用 3D 打印种植导板,可有效地避让重要的血管、神经等解剖结构,极大地提高了种植手术的安全性和精确性。特别是赵铱民院士团队自主研发的全球首台自主式口腔种植机器人,不仅大幅度提高了牙种植手术的精确度,也同时解放了医师的双手,实现了术中全程导航与机器人自主控制。这些都表明,数字化技术已经与口腔修复的进步与发展越来越密不可分。

第二节　数字化技术在可摘局部义齿修复中的应用前景展望

作为传统修复方式之一的可摘局部义齿或全口义齿,通过与数字化技术相结合,呈现出了全新的应用前景。除应用 3D 打印制作可摘局部义齿支架外,北京大学口腔医学院周永胜和孙玉春教授团队,还开发了数字化全口义齿技术并在临床成功应用,在降低传统技术难度的同时,进一步简化了临床操作。然而,对于可摘局部义齿而言,由于牙列缺损方式较多、支架形式各异,其相关数字化技术仍需要在以下几个方面不断地发展和完善,以期在将来临床应用中,提升其自动化、智能化和标准化程度,为医患提供更好的操作感受。

首先是数字化印模技术。对于缺牙数目较少的 Kennedy Ⅲ类牙列缺损患者,口内扫描技术已可直接获取包含黏膜信息的数字化工作印模。但是对于多间隙的 Kennedy Ⅲ类牙列缺损或 Kennedy Ⅰ类和Ⅱ类牙列缺损,单纯的口内扫描尚无法获得完整或者功能状态下的印模。因此,笔者团队在本书第四章中创新性地提出了数字化修正印模的制取方法,并进行了临床实践,获得了较为理想的效果。目前,该数字化修正印模技术正在进行相关软件的研发和转化,以期为广大临床医师提供更加便捷的操作,获得更加优良的临床体验。当然,未来的目标则是结合创新的软件设计,实现通过口内扫描直接获取数字化修正印模,这也是今后研究的方向之一。

其次是可摘局部义齿的数字化设计。当前主要集中在可摘局部义齿的支架设计。常用软件种类虽较多,但基本方式都是技师在软件页面描绘后生成数字化设计图。该方式相较于传统的翻制耐火模型、制作蜡型的过程而言,极大地减少了技师的工作量。但是,由于牙列缺损的多样性和复杂性,可摘局部义齿支架在设计时多依靠医师和技师的临床经验。因此,如何提升年轻医师对于可摘局部义齿的合理设计水平,减少因设计不当造成余留牙齿损伤的问题,一直是临床培训和工作的重点。为此,项目团队也通过与国内知名口腔医疗软件设计公司合作,尝试通过结合大数据技术,开发可摘局部义齿智能化辅助设计指导软件,拟达到以下效果:医师通过在软件界面输入患者相应的口腔余留牙条件、黏膜和结构特征,软件结合大数据分析,给出几个设计方案,供医师进行选择;确定后的设计方案可直接转换为三维可摘局部义齿支架文件,便于医师和技师在软件上进行进一步的检查、调改和确认,最后完成可摘局部义齿支架的数字化制作。当然,从该辅助设计软件的当前应用来看,给出的设计图与临床要求相比仍存在较大的差距,只能提供一定的参考,且暂时无法直接转换成三维支架格式,仍需技师在三维设计软件中完成支架的设计,这也需要在后期的工作中进一步改进。最终目标则是通过大数据和专家病例库的建立,同时结合 AI 技术,研发具有初步自我学习能力和智能化的可摘局部义齿数字化设计系统,以便更好地实现"智能辅助"的设计初衷。

此外,对于当前可摘局部义齿的数字化制作,主要集中于可摘局部义齿支架的数字化制作,通常采用两种加工方式:数控切削(减材)和金属 3D 打印(增材)。虽然这两种方式提高了可摘局部义齿制作的效率和精度,但是仍需要技师手工完成蜡型制作、排牙、装盒与充胶等步骤。因此,仍存在一定程度的材料浪费和人为误差造成的质量波动。构建可摘局部义齿制作的全数字化流程,对于提高就诊效率、优化工艺流程、节省材料等具有重要的意义。笔者团队在该领域创先开展了探索,创新性地提出了基于"增材和减材"理念的可摘局部义齿新型数字化制作方法,使新型可摘局部义齿达到了良好的适合性。该方法通过在支架缺牙区添加基台的设计,避免了技工室排牙装盒的操作,减少了患者的就诊次数及椅旁操作时间,提高了效率和质量,避免了因人为因素造成的误差。当然,该方法中基托美学的效果仍有待进一步提升,笔者团队也正在进行相关的创新和改进。

高勃和吴江教授团队自 2003 年就开始了激光立体成形技术在口腔金属修复体制作中的应用研究,共获国家发明专利授权 11 项,国际 PCT 专利授权 3 项,成果收入《中国口腔医学年鉴》2019 年卷,并于 2021 年获陕西省科技工作者创新创业大赛一等奖。目前已完成成果转化,有望进一步临床推广应用。

综上所述，随着数字化科技的不断发展，可摘局部义齿作为一种历史悠久的修复方式也进入了全新的发展阶段。特别是新理念、新材料和新型加工方式的不断推陈出新，使得可摘局部义齿的设计和制作方式也呈现出"智能化、个性化"的特点。我们期待，未来可摘局部义齿的就诊流程能够从当前的"传统 + 数字化"方式发展为"全程数字化"方式，特别是通过远程数字化平台，医患双方都可享受到数字化带来的便利。

（吴 江 高 勃）

参考文献

1. BARAZANCHI A, LI K C, AL-AMLEH B, et al. Additive technology: update on current materials and applications in dentistry. Journal of Prosthodontics, 2017, 26（2）: 156-163.

2. ABDUO J, LYONS K, BENNAMOUN M.Trends in computer-aided manufacturing in prosthodontics: a review of the available streams. Int J Dent, 2014, 2014: 783948.

3. WATANABE H, FELLOWS C, AN H. Digital technologies for restorative dentistry. Dent Clin North Am, 2022, 66（4）: 567-590.

4. ALGHAZZAWI T F.Advancements in CAD/CAM technology: options for practical implementation.J Prosthodont Res, 2016, 60（2）: 72-84.

5. TIAN Y, CHEN C, XU X, et al. A review of 3D printing in dentistry: technologies, affecting factors, and applications. Scanning, 2021, 2021: 9950131.

6. NESIC D, SCHAEFER B M, SUN Y, et al. 3D printing approach in dentistry: the future for personalized oral soft tissue regeneration. J Clin Med, 2020, 9（7）: 2238.

7. 吴江, 陈吉华. 数字化技术在可摘局部义齿和全口义齿制作中的应用现状与未来. 口腔医学, 2022, 42（5）: 385-390.

图书在版编目（CIP）数据

数字化技术在可摘局部义齿修复中的应用 / 吴江，高勃主编 . —北京：人民卫生出版社，2023.6
ISBN 978-7-117-34800-3

Ⅰ. ①数… Ⅱ. ①吴…②高… Ⅲ. ①数字技术 – 应用 – 义齿学 – 修复术 Ⅳ. ①R783.6-39

中国国家版本馆 CIP 数据核字（2023）第 092274 号

| 人卫智网 | www.ipmph.com | 医学教育、学术、考试、健康，购书智慧智能综合服务平台 |
| 人卫官网 | www.pmph.com | 人卫官方资讯发布平台 |

数字化技术在可摘局部义齿修复中的应用
Shuzihua Jishu zai Kezhai Jubu Yichi Xiufu Zhong de Yingyong

主　　编：吴　江　高　勃
出版发行：人民卫生出版社（中继线 010-59780011）
地　　址：北京市朝阳区潘家园南里 19 号
邮　　编：100021
E - mail：pmph @ pmph.com
购书热线：010-59787592　010-59787584　010-65264830
印　　刷：北京华联印刷有限公司
经　　销：新华书店
开　　本：889×1194　1/16　印张：7
字　　数：164 千字
版　　次：2023 年 6 月第 1 版
印　　次：2023 年 8 月第 1 次印刷
标准书号：ISBN 978-7-117-34800-3
定　　价：139.00 元